Hugo Magnus

Die antiken Büsten des Homer

Eine augenärztlich-ästhetische Studie

Hugo Magnus

Die antiken Büsten des Homer
Eine augenärztlich-ästhetische Studie

ISBN/EAN: 9783741169915

Hergestellt in Europa, USA, Kanada, Australien, Japan

Cover: Foto ©Lupo / pixelio.de

Manufactured and distributed by brebook publishing software
(www.brebook.com)

Hugo Magnus

Die antiken Büsten des Homer

Die
antiken Büsten des Homer.

Eine augenärztlich-ästhetische Studie

von

Dr. Hugo Magnus,
a. ö. Professor an der Universität Breslau.

Mit einer Abbildung des Homerkopfes
aus der Galleria Doria Pamphilj zu Rom in Heliogravüre.

————————— ◄◆► —————————

Breslau 1896.
J. U. Kern's Verlag (Max Müller).

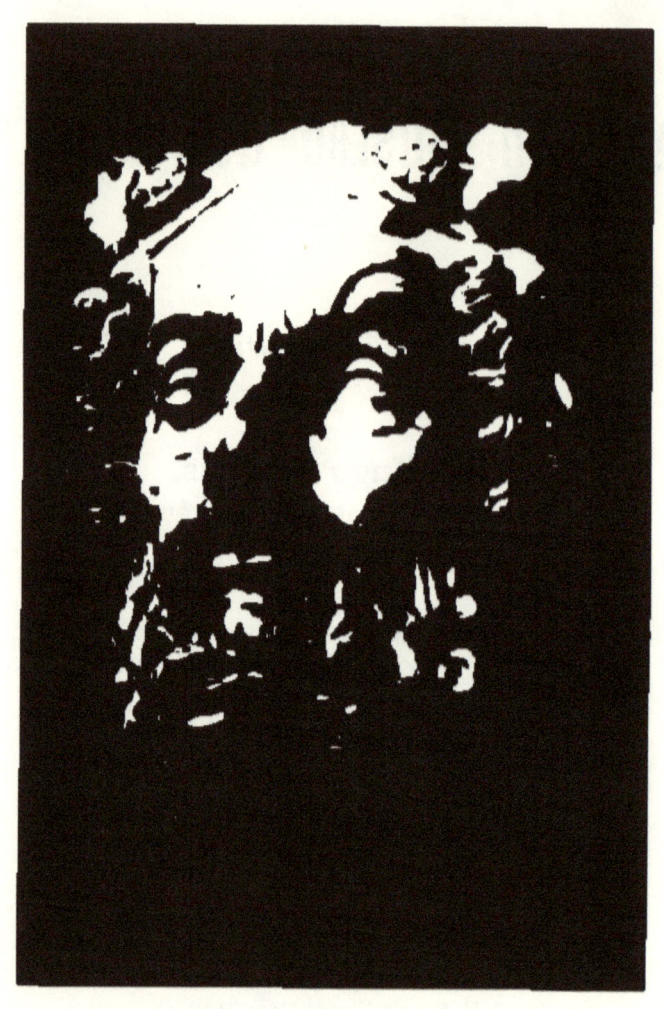

Vorwort.

———

Zu der vorliegenden kleinen Abhandlung glaubte sich der Verfasser in seiner Eigenschaft als Augenarzt ganz besonders berechtigt. Denn die gründliche Beurtheilung der plastischen Darstellung eines Blinden, wie uns Homer in Wort und Bild geschildert wird, kann ohne fachmännische augenärztliche Kenntnisse nicht geschehen. Das für eine solche Arbeit erforderliche Studium der antiken Homerbüsten konnte Verfasser bei seinem Aufenthalt in Italien ausführen. Die der Abhandlung beigegebene Abbildung ist nach einer Originalphotographie ausgeführt, welche Prinz Doria Pamphilj in Rom dem Verfasser zum Geschenk gemacht hat. Dieselbe dürfte besonders werthvoll deshalb sein, weil dieser Homerkopf wissenschaftlich bisher nicht bekannt war und eine Abbildung desselben noch nicht existirte.

Breslau, im Januar 1896.

Prof. Dr. Magnus.

Inhalts-Verzeichniss.

		Seite
§ 1.	Zweck der Untersuchung	9
§ 2.	Antike Homerporträts	10
§ 3.	Der Kopf des vaticanischen Museums. Epimenides oder Homer?	11
§ 4.	Der Homerkopf des Vatican	16
§ 5.	Der allgemeine Darstellungstypus der Homerköpfe	17
§ 6.	Specielle Betrachtung der einzelnen Homerköpfe	24
§ 7.	Der Homer in Neapel	24
	Kopf	24
	Kopfhaar	25
	Gesicht	27
	Augäpfel	28
	Oberes und unteres Augenlid	30
	Lidspalte	30
	Stirn mit der Brauengegend	31
	Augenbraue	34
	Der zwischen Braue und Augapfel gelegene Abschnitt	35
	Die unterhalb der Augen gelegenen Partien des Gesichtes	36
	Mund	38
§ 8.	Der Homer des Palazzo Doria	42
§ 9.	Der Münchener Homer	46
§ 10.	Ueber die am Münchener Homer dargestellte pathologische Affection der linken Gesichtshälfte. (Lähmung des linken Nervus facialis)	49
§ 11.	Die plastische Darstellung der Blindheit, wie überhaupt die bildliche Darstellung aller Körpergebrechen	55
§ 12.	In welcher Weise wird die Blindheit durch das Verhalten des Körpers zum Ausdruck gebracht?	58
	Die Erblindungsformen, welche durch Erkrankung der lichtempfindenden resp. lichtleitenden Organe hervorgerufen werden	58
	Die Erblindungsformen, welche aus der Erkrankung der vorderen Augapfelhälfte entstehen	59
	Die Erblindungsformen, welche durch eine Erkrankung zur Verschrumpfung oder Vergrösserung der Augen führen	60
§ 13.	Welche Züge der Blindheit darf der bildende Künstler in seinem Werk zum Ausdruck bringen und in welcher Weise soll er dies thun?	62
§ 14.	Die gehobene Haltung des Kopfes des capitolinischen und des Homer der Galleria Doria	65
§ 15.	Die Krankheitsform, aus welcher die bei den Homerköpfen dargestellte Erblindungsform hervorgegangen sein kann	68

§ 1.

Zweck der Untersuchung. Unter den antiken Porträtbüsten beanspruchen die Köpfe des Homer ein ganz besonderes
und eigenartiges Interesse. Und zwar liegt dieses Interesse
durchaus nicht in dem Porträtwerthe der Homerköpfe, denn
Porträts im eigentlichen Sinne des Wortes sind ja doch die
antiken Homerköpfe sammt und sonders nicht; bereits die alten
Autoren haben darauf hingewiesen, dass die sogenannten Homerporträts nur Idealfiguren seien, hervorgegangen aus dem Wunsche,
von der Person eines berühmten Mannes ein, wenn auch nur
der Phantasie entstammendes figurelles Bild zu besitzen; so sagt
z. B. Plinius[1]): „Non est praetereundum et novicium inventum,
siquidem icones ex auro argentove aut certe ex aere in biblio-
thecis dicantur illis quorum immortales animae in locis isdem
locuntur, quin immo etiam quae non sunt finguntur pariuntque
desideria non traditos vultus, sicut in Homero evenit."

Wenn die Homerbüsten trotzdem nicht allein in dem Ge-
biet der Porträtdarstellung, sondern in der gesammten antiken
Plastik überhaupt eine eigenartige Stellung einnehmen, so ge-
schieht dies aus dem Grunde, weil sie uns die künstlerische

---

[1]) C. Plinii secundi naturalis historia. Vol. V. Berolini 1871,
Liber XXXV. 9, p. 109.

Man vergleiche über diesen Punkt noch unter anderen Autoren besonders:
Friedrichs. Die Gipsabgüsse antiker Bildwerke in histo-
rischer Folge erklärt. Neu bearbeitet von Wolters. Berlin 1885, p. 654.
Nummer 1618.

Overbeck. Geschichte der griechischen Plastik. 4. Auflage.
Leipzig 1894. Band II, p. 145.

Wiedergabe eines pathologischen Körperzustandes, der Blindheit, zeigen. Da nun aber die künstlerische Reproduction eines
jeden krankhaften Körperzustandes einen ungemein spröden
Stoff darbietet, so muss es unser ganz besonderes Interesse
erregen zu untersuchen, in welcher Weise der Künstler die so
ungemein schwierige Aufgabe gelöst hat, ein Körpergebrechen
so darzustellen, dass es den ästhetischen Ansprüchen des Beschauers zu genügen versteht. Ueberlegen wir, dass ein jeder
Mensch, vorausgesetzt dass er nicht gerade medicinisch gebildet
ist, instinctiv einen Widerwillen gegen den Anblick eines jeden
Körpergebrechens besitzt und demselben so viel wie möglich
auszuweichen sucht, so werden wir erst die Schwierigkeit er-
messen, welche der Künstler bei der Darstellung pathologischer
Körperveränderungen zu überwinden hat.

Unsere Aufgabe soll es nun einmal sein, zu untersuchen, in
welcher Weise der Künstler das die allgemeine Schönheit und Aus-
drucksfähigkeit des menschlichen Körpers so schwer schädigende
Gebrechen der Blindheit wiedergegeben hat, und dann wollen
wir versuchen, die allgemeinen Grundsätze zu entwickeln, von
denen der bildende Künstler bei der Darstellung entstellender
krankhafter Körperzustände überhaupt auszugehen hat. Ich
glaube, dass gerade dieser letztere Theil unserer Aufgabe ein all-
gemeines Interesse beanspruchen darf, da doch die Kunst so oft
in die Lage kommt, körperliche Gebrechen resp. pathologische
Zustände des Körpers zur Darstellung zu bringen; ich will nur
an die christliche Kunst mit ihren zahlreichen Darstellungen von
Martyrien aller Art erinnern.

Es würden sich an die Betrachtung der Homerporträts also
auch allgemeinere ästhetische Fragen anknüpfen. (Man vergl.
§ 11 und § 13 dieser Abhandlung.)

§ 2.

Antike Homerporträts giebt es — wenn wir uns zuvörderst ein wenig mit den unserer Arbeit zu Grunde gelegten
Kunstwerken selbst beschäftigen dürfen - - bekanntlich in hin-

reichender Anzahl. Doch sind von denselben für unsere Zwecke
nur eine recht beschränkte Zahl nutzbar, nämlich nur die
Büsten und Hermen. Die zahlreichen Gemmen und Münzen,
welche den Homerkopf zeigen, sind für unsere Zwecke ebenso-
wenig brauchbar, wie die verschiedenen Reliefs, als da sind die
bekannte figurenreiche Vergötterung Homer's[1]) oder die Apo-
theose Homer's[2]) u. A. Wir können die genannten Arten der
Homerdarstellung deshalb für unsere Untersuchung nicht ver-
werthen, weil die Münzen, Gemmen und Reliefs meist von so
geringen Dimensionen sind, dass unbeschadet des künstlerischen
Werthes, den die genannten Objecte in anderer Beziehung auch
haben mögen, doch eine künstlerische Darstellung des der Blindheit eigenartigen Gesichtsausdruckes auf ihnen eigentlich nur mehr
angedeutet als in Wirklichkeit ausgeführt werden konnte Und
andererseits musste einer befriedigenden künstlerischen Wiedergabe der Blindheit auch der Umstand hindernd im Wege stehen,
dass auf Gemmen und Münzen der Kopf meist im Profil zur
Darstellung gelangt und gerade diese Stellung die ungünstigste
für eine Verkörperung des im Blinden-Gesicht liegenden Ausdruckes ist. Wir werden uns bei unserer Untersuchung deshalb
ausschliesslich nur auf die Büsten und Hermen stützen und die
anderweitigen antiken Darstellungen des Homer nur gelegentlich
in den Kreis unserer Betrachtung ziehen. Und zwar sind es
folgende Homerköpfe, von denen unsere Betrachtung ausgeht.

I. 3 Köpfe im Capitol, Rom (Nummer 44, 45, 46 des
officiellen Kataloges).

---

[1]) Jahn. Griechische Bilderchroniken. Herausgegeben von
Michaelis. Bonn 1873, p. 57.
Man vergleiche die vortreffliche Abbildung der Vergötterung des Homer
bei: Brunn. Denkmäler griechischer und römischer Sculptur.
No 50. Eine Skizze dieses Reliefs finden wir bei:
Millin. Mythologische Gallerie. Zweite Auflage. Berlin 1836,
Tafel 48, Figur 548.
[2]) Millin, a. a. O. Tafel 49, Figur 549.

II. 1 Kopf im Vatican, Rom (Nummer 496—497 des officiellen Kataloges).

III. 1 Kopf im Palazzo Doria, Rom (vergl. das Titelbild unserer Abhandlung).[1]

IV. 1 Kopf in der Villa Albani, Rom.

V. 2 Köpfe in Neapel (eine kleine unbedeutende Stele; trägt im neapolitanischen Museum die Nummer 306 und ist unter den Photographieen Neapels auf einem Blatt zu finden, auf dem links Socrates, in der Mitte Juno und rechts die Homerstele stehen. Der grosse sogenannte farnesische Kopf trägt im Museum Neapels die Nummer 406).

VI. 1 Kopf in Mantua (Museo della Reale Accademia; beschrieben bei Dütschke,[2] abgebildet von Labus.)[3]

VII. 1 Kopf in Florenz (Palazzo Riccardi); beschrieben bei Dütschke.[4]

VIII. 1 Kopf in London (Brit. Museum).

IX. 1 Kopf in Schwerin (Grossherzogl. Bibliothek).

X. 1 Kopf in München (Privatbesitz des Herrn Dr. Schubart), abgebildet im Jahrbuch des kaiserlich deutschen archäologischen Institutes, Band VI, Anmerkungen Seite 25 und 26.

XI. 1 Kopf in Sanssouci.[5]

XII. 1 Kopf in Paris (Louvre).[6]

---

[1] Dieser Kopf ist von mir bei meinem Aufenthalt in Rom Ostern 1895 aufgefunden worden. Unser Titelbild ist nach einer grösseren Originalphotographie angefertigt worden, welche mir Prinz Doria Pamphilj geschenkt hat.

[2] Dütschke. Antike Bildwerke in Turin, Brescia, Verona und Mantua. Antike Bildwerke in Oberitalien. Bd. IV, p. 340. Leipzig 1880.

[3] Labus. Museo della reale accademia di Mantova. 1810—1814. Band II, Tafel XI.

[4] Dütschke. Zerstreute antike Bildwerke in Florenz. Antike Bildwerke in Oberitalien. Band II, p. 83. Leipzig 1875.

[5] Bruckmann. Griechische und Römische Porträts, nach Auswahl und Anordnung von Brunn und Arndt. Erste Lieferung. München 1891.

[6] Visconti. Planches de l'iconographie Grecque. Paris 1811. Tafel I, Figur 1.

XIII. Doppelherme (Homer und Archilochus).[1]
XIV. 1 Kopf, früher in Rom im Museum Campana.[2]

Die XIV Nummern zählen also im Ganzen 17 antike Homerköpfe, von denen ich die 7 unter Nummer I, II, III, V angeführten Köpfe in Italien selbst im Original untersucht habe. Desgleichen habe ich den unter Nummer XI angeführten Kopf im Original gesehen. Von dem im Brit. Museum vorhandenen Kopf habe ich den im Berliner Museum vorhandenen Gipsabguss untersucht, und von dem in München befindlichen Kopf ist ein Gipsabguss in meinem Besitz. Von den unter Nummer IV und IX genannten beiden Köpfen besitze ich grössere photographische Abbildungen. Den unter Nummer XII genannten Pariser Kopf kenne ich aus der Abbildung, welche Visonti von demselben gegeben hat und ebenso die als XIII bezeichnete Doppelherme. Den unter Nummer XIV angeführten Kopf habe ich aus der Abbildung, welche d'Escamps von ihm gegeben hat, kennen gelernt.

§ 3.

Der Kopf des vaticanischen Museums (Sala delle Muse, Nummer 512). Epimenides oder Homer? Unter den soeben genannten Homerköpfen fehlt ein Kopf, welcher von Winter[3] jüngst als Homerbüste in Anspruch genommen worden ist. Es ist dies jener Kopf, welcher in Rom im vaticanischen Museum (Sala delle Muse Nummer 512) sich findet und einen bärtigen Mann mittleren Alters mit geschlossenen Augen darstellt. Einen Beweis dafür, dass der genannte Kopf in der That den Homer und nicht, wie Andere angenommen haben,

[1] Visconti, a. a. O, Tafel II, Figur 5, und Il museo Pio Clementino. Rom 1782. Band VI, Tafel XX.
[2] d'Escamps. Galerie des Marbres antiques du Musée Campana à Rome. Seconde édition. Berlin 1868.
[3] Winter. Silanion. Jahrbuch des kaiserlich deutschen archäologischen Institutes. Band V, Heft 3. Berlin 1890, p. 163 und 164.

den im Schlaf befangenen Epimenides darstelle, vermag Winter
allerdings nicht zu erbringen, vielmehr stützt er seine Homerdiagnose nur mit folgenden Worten: „Die Deutung dieses Kopfes
auf Homer ist so selbstverständlich, dass sie keiner Erörterung
bedarf." Kurz und bündig ist diese Beweisführung Winter's ganz
gewiss, aber annehmbar für den Augenarzt darum doch in keiner
Weise. Im Gegentheil! Für den Arzt kann auch nicht der geringste Zweifel darüber obwalten, dass der genannte Kopf unter
keinen Umständen auf Homer bezogen werden darf. Gerade die
Bildung der Augen, welche Winter offenbar veranlasst hat, in dem
fraglichen Kopf einen Homer zu sehen, ist für den Arzt dafür
beweisend, dass es sich hier nicht um Homer handeln könne.
Denn die geschlossenen Augen, wie sie der genannte Kopf zeigt,
sind durchaus nicht ein charakteristisches Zeichen der Blindheit schlechthin. Die meisten Blinden, wenigstens alle die,
welche noch einen, wenn auch noch so geringen Lichtschimmer
besitzen, pflegen vielmehr die Augen offen zu halten; nur in
den Fällen, in welchen die Augäpfel verschrumpft und vollständig
lichtunempfindlich sind, erfolgt ein dauernder Lidschluss. Das
obere Lid sinkt in allen solchen Fällen, dem Gesetz der Schwere
folgend, tief über den Augapfel herab. Von einem derartigen
mechanischen Herabhängen der Oberlider kann aber in unserem
Fall garnicht die Rede sein, vielmehr steht das obere Lid merk-
würdig hoch und ist das untere Lid auffallend nach oben gezogen. Und verschrumpfte Augäpfel finden sich bei dem fraglichen Kopf auch nicht; ich habe ihn in Rom auf's Genaueste
im Original untersucht und dabei gefunden, dass die Augäpfel
durchaus die normale Wölbung eines gesunden Auges zeigen.
Bei der kräftigen gesunden Rundung, welche die Augen dieses
Kopfes besitzen, würde der beständige Lidschluss dem betreffenden Individuum eine constante Innervirung gewisser
Muskelgruppen und damit eine ganz beträchtliche Muskelarbeit
zumuthen. Nun wird aber eine jede körperliche Arbeit nur
dann vom Organismus dauernd geleistet, wenn sie mit irgend
einem Vortheil für ihn verbunden ist. Ist dies nicht der Fall,

hat die betreffende Arbeit für den Organismus keinen Werth
resp. Vortheil, so wird die Arbeit auch nicht geleistet. Es ist
vom ärztlichen Standpunkt aus deshalb auch mit Sicherheit zu
behaupten, dass ein Individuum, welches so gut gewölbte Augen
hat, wie sie der in Rede stehende Kopf zeigt, nimmermehr,
auch wenn es blind gewesen wäre, einen dauernden Lidschluss
annehmbar gefunden haben würde. Denn ein solcher könnte ihm
auch nicht den geringsten Vortheil bringen, wohl aber eine
nicht unbeträchtliche Arbeitsleistung fordern. Deshalb dürfen
wir den Lidschluss des besagten Kopfes auch nicht in patho-
logischem, sondern ausschliesslich nur in physiologischem Sinne
deuten, d. h also ihn als Ausdruck des Schlafes auffassen. Und
hiermit stimmt auch der ganze Gesichtsausdruck des betreffenden Kopfes vortrefflich überein. Es ist der Ausdruck der
glücklichsten Ruhe über das Antlitz gebreitet, eine Ruhe, wie
wir sie bei einem tief Schlafenden stets finden. Ein derartiger
Ausdruck einer tiefen, wohlthuenden, den Organismus er-
frischenden Ruhe ist aber für die Verkörperung des im Blinden-
antlitz vorhandenen Ausdruckes ganz und gar nicht geeignet.
Ein jedes Blindengesicht besitzt einen gewissen Zug des
Schmerzes, der Resignation, und dieser muss vom Künstler unbedingt wiedergegeben werden. Ob er diesen charakteristischen
Zug des Blindengesichtes nun streng realistisch oder in idealer
Verklärung zum Ausdruck bringen will, das kann und muss dem
Künstler natürlich vollkommen überlassen bleiben, aber unterdrücken darf er ihn auf keinen Fall; am wenigsten aber darf
er ihn durch den Ausdruck einer wohlthuenden Ruhe ersetzen,
wie sie der besagte Kopf zeigt. Vom ärztlichen Standpunkt
aus muss also der Versuch Winter's, den genannten Kopf zu
einem Homerkopf zu machen, als vollkommen gescheitert be-
trachtet und Jenen unbedingt beigestimmt werden, welche jenen
Kopf für den in den Wunderschlaf versunkenen Epimenides in
Anspruch nehmen.[1] Nach dem Gesagten glauben wir uns des-

---

[1] Uebrigens bezeichnet auch der officielle Katalog der Vatican'schen
Sammlungen den in Rede stehenden Kopf als Epimenides; man vergl. Massl.

halb auch völlig dazu berechtigt, genannten Kopf von unserer ferneren Untersuchung gänzlich auszuschliessen.

§ 4.

Der Homerkopf des Vatican (Sala delle Muse, Nummer 496, 497). In der Reihe der von uns vorhin (Seite 11 und 12) angeführten Homerköpfe befindet sich einer, bei welchem die Homerdiagnose auf recht schwachen Füssen zu stehen scheint. Wir meinen den von uns unter Nummer II angeführten, im Vatican Sala delle Muse Nummer 496—497 befindlichen Kopf. Genannter Kopf gehört einer Herme an und stellt einen bärtigen, älteren Mann dar. Die den Kopf umgürtende schmale Binde, sowie die Behandlung des Kopfhaares und allenfalls auch des Bartes erinnern zwar an die analogen, bei zweifellosen Homerköpfen vorkommenden Bildungen, doch spricht ein anderer Umstand recht energisch gegen die Identificirung dieses Kopfes mit Homer. Beide Augen, welche gegenwärtig durch grosse klaffende Löcher angedeutet werden, waren nämlich seiner Zeit eingesetzt und zeigten also das grellfarbige, stechende Aussehen, wie wir es bei solchen Figuren noch gewahren können, welche die künstlich eingesetzten Augen bis heut behalten haben. Mit der Darstellung eines Blinden wäre aber eine derartige Behandlung der Augen vollkommen unvereinbar gewesen; denn die künstlich eingesetzten mehrfarbigen Augen können nun und nimmermehr den Eindruck eines todten erloschenen Blickes hervorrufen, wie er für den Blinden doch charakteristisch ist. Im Gegentheil Sie geben dem Auge eine ungemein aufdringliche Härte und Schärfe des Ausdruckes. Man kann sich deshalb kaum vorstellen, dass ein Künstler bei Darstellung eines Blinden gerade diejenige Form der Augenbildung gewählt haben sollte, welche den Ausdruck der Augen

---

Descrizione compendiosa dei Musei dell'antica scultura greca e romana nel Palazzo Vaticano. Quarta edizione. Roma 1894, p. 37, Nummer 513.

über Gebühr schärft und erhöht. Natürlich sollen die von mir soeben vorgetragenen Bedenken immer nur den rein subjectiven Charakter meiner speciellen Beurtheilung des betreffenden Kopfes haben, aber nicht den Werth einer wirklichen unanfechtbaren Widerlegung der Homerdiagnose jenes Kopfes beanspruchen. Uebrigens will ich durchaus nicht verhehlen, dass man gegen den von mir soeben geltend gemachten Zweifel nicht ganz unberechtigte Einwände erheben kann; so zeigt der im Brit. Museum befindliche Homerkopf Augen, an denen die Regenbogenhaut und Pupille eine deutliche Ausarbeitung zeigen. Eine derartige Bildung des Auges ist aber stets geeignet, den Ausdruck der Augen zu beleben und ihn wesentlich lebhafter zu gestalten, als jene Form der Augendarstellung, welche die Augapfeloberfläche völlig glatt ohne jede Andeutung der Pupille lässt. Für die Wiedergabe des erloschenen Blickes der Blinden ist darum auch die Behandlung der Augen des Londoner Homerkopfes nicht sonderlich geeignet, und doch wird dieser Kopf von den Archäologen ganz bestimmt als Homerkopf angesprochen. Uebrigens werden die Zweifel, welche wir der Homerdiagnose des vaticanischen Kopfes gegenüber geltend gemacht haben, auch von anderer Seite getheilt. So wird im officiellen Katalog[1]) der vaticanischen Sammlungen jener Kopf zwar als Homer bezeichnet, aber diese Bezeichnung ist mit einem Fragezeichen versehen.

§ 5.

Der **allgemeine Darstellungstypus der Homerköpfe** ist im Grossen und Ganzen der gleiche. Alle uns bekannten Homerporträts zeigen den Dichter als einen mehr oder minder hochbetagten Greis, dessen Mund und Kinn von einem mächtigen Bart umwallt werden. Auch der Kopf ist mit einer stattlichen Haarfülle geschmückt, ein Umstand, der ein gewisses Befremden erregen kann, da eine so gewaltige Haarfülle, wie sie unsere

---

[1]) A. a. O., p. 34, Nummer 196—197.
Magnus, Die Büsten des Homer.

Köpfe sammt und sonders aufzuweisen haben, bei einem so alten
Mann, wie uns die Porträts den Homer zeigen, eigentlich doch
kaum vorzukommen pflegt. Die Stirn baut sich in mächtiger
Wölbung auf, und sie und das Haupt sind mit einer Binde geziert. So stellt sich uns Homer auf allen antiken Porträts vor;
Münzen, Gemmen, Reliefs, Hermen und Büsten, sie alle zeigen
den geschilderten Typus in unverkennbarer Weise. Die Züge
des Gesichts, die specielle Ausarbeitung der einzelnen Theile
des Antlitzes weisen dagegen bei den verschiedenen Köpfen
nicht unerhebliche Verschiedenheiten auf. Man überzeugt sich
demnach bei einer genauen Durchmusterung der antiken Homerdarstellungen bald davon, dass die antike Kunst einen allgemein
verbindlichen Typus des Homerkopfes zwar geschaffen hat, dass
dieser maassgebende Typus aber nur den allgemeinen Charakter
des Kopfes betroffen hat, während dagegen für die specielle
Ausarbeitung des Gesichtes sowohl wie auch der nebensächlichen
Dinge, als z. B. der Stirnbinde u. dergl. m., dem Künstler volle
Freiheit gelassen war. Wenn er nur den Homer als einen in
reichster Haarfülle prangenden, die gewaltige Stirn mit der
Binde geschmückten Greis darstellte, so hatte er den Anforderungen, welche die antike Kunst an ein Homerporträt
stellte, hinlänglich genügt und konnte im Uebrigen seiner Phantasie und seiner individuellen Auffassung vollkommen freien
Spielraum lassen. Ja selbst nicht einmal in der Wiedergabe
der Blindheit hatte sich der antike Künstler bestimmten, von
seiner Kunst entwickelten und festgehaltenen Principien zu fügen;
es war ihm vielmehr vollständig überlassen, ob überhaupt und in
welcher Weise er die Blindheit des Homer zur Darstellung
bringen wollte; in welcher weitgehenden Weise gerade in diesem,
für den Homerkopf doch eigentlich so wichtigen Punkt, die
Auffassungen der einzelnen antiken Künstler auseinander gingen,
beweist der Umstand, dass auf einzelnen Homerköpfen von
einer merkbaren Wiedergabe der Blindheit überhaupt kaum
noch die Rede sein kann, so z. B. bei dem Londoner Kopf,
bei Kopf 45 und 46 des Capitols, während bei anderen wieder

die Blindheit in der ergreifendsten Weise zur Darstellung gelangt
ist, so bei den Köpfen in Sanssouci, Neapel, Rom (Capitol
Kopf 44 und Palazzo Doria).

Unsere Behauptung, dass der antike Künstler bei Anfertigung
des Homerkopfes eigentlich nur gehalten war, einen bärtigen,
mit reicher Lockenfülle geschmückten Mann zu bilden, dessen
mächtige Stirn die Binde zierte, im Uebrigen aber vollständig
sich seiner frei schaffenden Phantasie überlassen konnte, findet
auch in der Darstellungsweise eine Bestätigung, welche der
Homerkopf auf antiken Gemmen und Münzen zeigt. Hier sehen
wir den Homer stets als älteren bärtigen Mann, dessen Haupt
von einer gewaltigen Haarfülle umwallt wird und dessen
mächtige Stirn meist mit einer Binde geschmückt ist. Jedoch
andere charakteristische Züge des Kopfes resp. des Gesichtes,
welche uns unabweislich dazu nöthigten, in den betreffenden
Porträts gerade Homer und keinen Anderen zu sehen, zeigen
weder die Gemmen noch die Münzen, wenigstens soweit dieselben mir bekannt sind; so gilt dies z. B. bei den von
Gastoni[1] abgebildeten Gemmen. Allerdings erinnern einzelne
Münzen, so z. B. eine Münze von Amastris[2] oder eine von
Smyrna[3] oder eine von Jos[4] in der allgemeinen Darstellung
des Kopfes an den Homer von Neapel und Sanssouci, doch fehlt
im Uebrigen ein charakteristischer Hinweis auf die Blindheit des
Homer vollständig, ja die Augen sind bei diesen meist sogar in
der Weise gearbeitet, dass auch nicht die leisesten Zeichen
einer Blindheit aus ihnen ersehen werden können. Und bei
anderen Münzen, so z. B. bei den beiden Contorniaten, welche
Visconti[5] abbildet, könnte man überhaupt gar nicht auf die

---

[1] Gastoni, Museum Florentinum. Florenz 1731. Tafel XXXXIII,
Figur 1 und 2.

[2] Visconti, Planches de l'iconographie Grecque. Paris 1811,
Tafel I, Figur 5.

[3] Visconti, a. a. O., Tafel II, Figur 1.

[4] Visconti, a. a. O., Tafel II, Figur 2.

[5] Visconti, a. a. O., Tafel II, Figur 3 und 4.

Vermuthung kommen, der auf ihnen abgebildete Kopf solle den Homer vorstellen, wenn nicht der Name Homer ausdrücklich auf ihnen stände. Im Allgemeinen muss man deshalb sagen, dass auf den Münzen, Gemmen und Reliefs die dargestellten Köpfe resp. Figuren nur darum eine sichere Diagnose auf Homer gestatten, weil entweder der Name Homer auf den Münzen ausdrücklich vermerkt ist oder weil die Figur durch irgend welche andere symbolische oder irgendwie sonst gehaltene Hinweise als Homer charakterisirt wird.

Uebrigens ist es sehr leicht verständlich, warum die antike Kunst darauf verzichtet hat, einen auch in seinen Einzelzügen verbindlichen Typus des Homerkopfes zu entwickeln und sich damit begnügt hat, nur ein ganz allgemein gehaltenes Schema aufzustellen. Denn bei der Sagenhaftigkeit der Homerfigur überhaupt, bei ihrer, wenn ich so sagen darf, geschichtlichen Existenzlosigkeit, lag für keinen antiken Künstler die Nothwendigkeit vor, bestimmte individuelle Züge einer einst existent gewesenen Persönlichkeit festhalten und reproduciren zu müssen. Es blieb ihm vielmehr völlig überlassen, die Idealfigur in ihren Gesichtszügen so darzustellen, wie es ihm beliebte. Wenn er nur darauf bedacht nahm, den Beschauer seiner Arbeit sofort darüber zu unterrichten, dass sein Werk eben ein Homer sein solle, so durfte er im Uebrigen ihn mit Zügen ausstatten, wie er mochte. Und um nun dieses Ziel zu erreichen, um dem Beschauer sofort begreiflich zu machen, dass der dargestellte Kopf ein Homer sein solle, hat die antike Kunst jenes ganz allgemein gehaltene Schema aufgestellt, welches wir auf den vorhergehenden Seiten erörtert haben.

Unter allen uns bekannten Homerbildnissen dürften die Köpfe in Neapel, Sanssouci, Schwerin und Rom (Capitol Nummer 41 und Palazzo Doria) die grösste künstlerische Vollendung zeigen. Und zwar beruht diese hervorragende künstlerische Bedeutung in der meisterhaften und ergreifenden Behandlung des in dem Gesicht des blinden Homer zur Darstellung gelangenden pathologischen Zustandes. Die künstlerische Auf-

fassung und technische Durchführung dieses Zustandes ist eine
so gelungene, dass die genannten Homerköpfe unter allen
antiken Porträtköpfen überhaupt eine weit hervorragende künstlerische Stellung einnehmen. Allerdings darf man dabei nicht
vergessen, dass eine Vergleichung der antiken Porträtbüsten
unter einander resp. eine vergleichende Schätzung ihres Kunstwerthes doch immer eine sehr missliche Sache bleibt. Denn
ähnlich wie man heterogene Dinge nicht mit einander vergleichen
kann und soll, liegt es mit der antiken Porträtbüste ja doch
eigentlich auch. Auch hier enthalten die aus den verschiedenen
Kunstepochen stammenden Köpfe soviel Eigenartiges, aus ihrer
Zeit Geborenes, und darum auch nur ihnen Zukommendes, dass
die Frage, ob ein Kopf dieser Epoche künstlerisch vollendeter
sei als ein Kopf einer anderen Epoche, eigentlich gar nicht zu
beantworten ist. Deshalb wäre es auch müssig zu untersuchen,
ob z. B. die berühmte Periklesherme des Vatican oder der
Homerkopf zu Neapel künstlerisch der bedeutendere sei. Nach
den Ansprüchen, welche wir heut an eine Porträtbüste stellen, ist,
so dürfen wir höchstens sagen, die Darstellungsweise des Homerkopfes für uns annehmbarer, und in diesem Sinne will ich es
auch nur verstanden wissen, wenn ich soeben sagte, die Homerköpfe in Neapel, Rom und Sanssouci nähmen unter den antiken
Porträtköpfen eine ganz besonders hervorragende Stellung ein.

Die specielle Darstellungsform des Gesichtes, welche alle
unsere Homerbüsten zeigen, scheint dafür zu sprechen, dass die
erhaltenen Köpfe aus einer Zeit stammen müssen, in welcher
die antike Porträtdarstellung bereits in realistische Bahnen einzulenken begann. Die tiefen, das Gesicht nach allen Richtungen
hin durchfurchenden Falten, die naturalistische Behandlung der
erblindeten Augen, wie sie die Köpfe in Neapel und Sanssouci,
im Capitol und im Palazzo Doria zeigen, sie entfernen sich
nicht allein von der im fünften, sondern auch von der im vierten
Jahrhundert üblichen Porträtbehandlung auf das Wesentlichste.
Denn das die Porträtdarstellung des fünften Jahrhunderts
charakterisirende Streben, das menschliche Antlitz möglichst

aller Spuren menschlichen Fühlens und Ringens zu entkleiden und so aus den Menschen, wie Förster[1]) ungemein treffend bemerkt, Gebilde höherer Art zu schaffen, wird bei unseren Homerköpfen vollständig vermisst, sowie auch der für das vierte Jahrhundert charakteristische Versuch, das Streben nach Individualisirung des Gesichtes durch Idealisirung zu mildern und zu verklären, an unseren Köpfen gegenüber der ausgesprochen realistischen Behandlung kaum noch in Betracht kommen kann. Höchstens könnte man vielleicht für den früher im Museum Campana vorhanden gewesenen Kopf eine Ausnahme gelten lassen; denn das Gesicht dieses Porträts zeigt eine auffallende discrete Behandlung der Gesichtsfalten und darum eine ausgesprochene Kühle des Ausdruckes. Allerdings kenne ich den genannten Kopf nur aus der Abbildung und kann darum den Eindruck, welchen das Original machen mag, nicht so genügend beurtheilen, um einen sichern Rückschluss auf die Entstehungszeit des Kunstwerkes wagen zu dürfen.

Uebrigens soll mit dem, was wir soeben über die Entstehungszeit der Homerköpfe vorgetragen haben, keineswegs gesagt sein, dass die uns bekannten Homerporträts zu denen früherer Kunstperioden nun ganz und gar keine Beziehungen haben könnten. Vielmehr ist es sehr wohl möglich, dass die hervorragenden Homerdarstellungen früherer Zeiten, von denen wir allerdings nur literarisch Kenntniss haben,[2]) zu den auf uns gekommenen späteren Homerdarstellungen doch gewisse verwandtschaftliche Beziehungen haben können. Denn es ist sehr wohl denkbar, dass die Kopf- und Gesichtsbildung jener alten Homerstatuen von den jüngeren Generationen der antiken Künstler festgehalten und nur entsprechend den Anforderungen

---

[1]) Förster. Das Porträt in der griechischen Plastik. Rede zur Feier des Geburtstages Sr. Maj. des Deutschen Kaisers Wilhelm I. Kiel 1882, p. 12 und 15.

[2]) Baumeister. Denkmäler des classischen Alterthums. Zur Erläuterung des Lebens der Griechen in Religion, Kunst und Sitte. München und Berlin 1885. Band I, pag. 698.

ihrer Zeit umgeformt resp. überarbeitet worden sind. Hierfür
scheint der Umstand zu sprechen, dass alle antiken Homerköpfe,
und mögen sie im Uebrigen auch eine noch so scharf ausgeprägte individuelle Auffassung des Künstlers zur Schau tragen,
doch im allgemeinen Darstellungstypus vollkommen mit einander übereinstimmen. Die mächtige Fülle des Kopfhaares und
der stattliche Bart finden sich, wie wir schon vorhin bemerkt
haben, bei allen Abbildungen des Homer in der nämlichen
Weise wieder, und auch der greisenhafte Ausdruck des Gesichtes ist allen antiken Homerköpfen eigen. Kein antiker
Künstler hat, soweit dies uns bekannt ist, daran gedacht, den
Homer anders denn als hochbetagten Greis darzustellen. Es
liegt nun aber durchaus nicht die Nothwendigkeit vor, einen
Dichterfürsten stets als hochbetagten Greis mit einer für sein
Alter ganz ungewöhnlichen Haarfülle darzustellen; man kann
sich ihn eben so gut auch bartlos und im kräftigen Mannesalter
denken. Die ideale Vorstellung, welche wir uns von der Persönlichkeit eines hervorragenden Dichters machen, verlangt
durchaus nicht immer die Figur eines steinalten, überaus bärtigen
und mit reichster Lockenfülle geschmückten Mannes. Wenn
nun aber die antike Kunst in allen ihren Entwickelungsepochen
gerade diese Figur festgehalten und zu einem Homertypus gestempelt hat, so muss sie zu einem solchen Vorgehen doch
einen zwingenden Grund gehabt haben. In den homerischen
Werken selbst ist ein solcher Grund unseres Erachtens nach
nicht zu finden. Es liegt deshalb die Annahme nahe, dass die
frühesten plastischen Darstellungen den Homer als bärtigen
Alten gebildet und alle späteren Epochen der antiken Kunst
diesen Typus alsdann übernommen haben. Die antike Welt, so
stellen wir dies uns vor, hatte im Anschluss an jene, den älteren
Kunstepochen entstammenden Homerköpfe sich daran gewöhnt,
den Homer sich als einen mit mächtigem Bart und stattlicher
Lockenpracht geschmückten Greis zu denken, und an dieser,
wenn ich so sagen darf, nationalen, aus den alten Ueberliefe-
rungen entwickelten Figur durften die Künstler der späteren

antiken Kunstepochen nichts ändern. Es war ihnen zwar erlaubt, den Gesichtsausdruck des Dichterfürsten ihrer individuellen Auffassung entsprechend zu bilden, aber an dem allgemeinen Typus, wie ihn die älteren Perioden der Kunst geschaffen hatten, durfte nichts mehr geändert werden, eine Thatsache, auf die wir schon im Vorhergehenden hingewiesen hatten.

§ 6.

Wenden wir uns nun zu der **speciellen Betrachtung der einzelnen Köpfe,** so werden wir, um Wiederholungen zu vermeiden, unserer Betrachtung einen, den Homer des neapolitanischen Museums, zu Grunde legen und die bemerkenswerthen Eigenartigkeiten der anderen Köpfe bei der Beschreibung jenes Kopfes erwähnen. Eine Ausnahme will ich blos bei den weniger bekannten Köpfen im Palazzo Doria und in München machen, welche wir besonders betrachten werden. Sollte es den Eindruck machen, als wenn ich bei der Beschreibung mich zu sehr in die Einzelheiten der Köpfe verliere, so bitte ich zu erwägen, dass nur auf Grund einer ganz genauen Untersuchung der Gesichtsbildung sich ein richtiges Urtheil über die plastische Wiedergabe der Blindheit fällen lässt und ich deshalb zu einer detaillirten Beschreibung genöthigt bin.

§ 7.

Homer in Neapel. Der Kopf, dessen Form zu besonderen Bemerkungen keine Veranlassung bietet, ist leicht vornüber geneigt. Diese gebückte Kopfhaltung ist ein bekanntes Zeichen des Alters und deshalb vom Künstler mit Bedacht gewählt. Im vollen Gegensatz hierzu zeigen aber andere Köpfe, so der des Capitol, des Palazzo Doria, eine sehr ausgeprägte Hebung des Kopfes mit Drehung des Gesichtes nach oben. Aus welcher Absicht der Künstler diese Kopfhaltung gewählt haben mag und ob Diejenigen Recht haben, welche diese Kopfhaltung mit dem Ausdrucke des Blindseins in Verbindung setzen wollen, dies werden wir im § 14 p. 65 erörtern.

Das durch eine Binde zusammengehaltene Kopfhaar ist auf dem Scheitel ganz schlicht, während es unterhalb der Binde an den Schläfen in dicken Locken angeordnet ist. Nach vorn gegen die Stirn zu ist die Entwickelung des Haares auffallend schwach, sodass die Stirn hierdurch eine sehr bedeutende Höhe erlangt; nur ein schwaches Haarbüschel fällt unter der Binde auf die Stirn. Dieses Stirnbüschel hat bei einzelnen Köpfen keine Verbindung mit dem Haupthaar, so z. B. bei dem Homer in Mantua.[1] Uebrigens ist die soeben geschilderte Haartracht bei allen uns bekannten Homerköpfen, selbst bei dem apokryphen Kopf des Vatican, zu beobachten. Bei dem neapolitanischen Kopf ist die Entwickelung des unter dem Kopfband hervorstehenden Lockenkranzes so bedeutend, dass die Ohren grösstentheils verdeckt werden, während sie bei anderen Köpfen, so z. B. bei dem in Sanssouci, im Vatican, in ganzer Ausdehnung in Erscheinung treten. Uebrigens möchte ich hier gleich bemerken, dass ich auf die Stellung und Ausarbeitung der Ohren bei den Homerköpfen gar kein Gewicht lege. Wenn Arndt[2] die Vermuthung aufstellt, bei der Büste in Sanssouci seien die Ohren nach vorn gerichtet, um anzudeuten, dass der mangelnde Gesichtssinn der Blinden durch grössere Feinheit des Gehöres ausgeglichen werde, so würde, selbst dies letzte Factum zugegeben, dies doch auf die Stellung des Ohres gar keinen Einfluss ausüben. Denn eine Aenderung der Stellung der Ohren nach eingetretener Blindheit ist noch von keinem Arzt beobachtet worden. Uebrigens könnte eine solche überhaupt nur sich einstellen, wenn das Augenlicht in den frühesten Jugendjahren verloren gegangen ist; denn später ist die Stellung des Ohres so fest, dass

---

[1] Heydemann. Mittheilungen aus den Antiken-Sammlungen in Ober- und Mittel-Italien. Drittes Hallisches Winkelmannprogramm. Halle 1879, p. 9.
[2] Bruckmann. Griechische und Römische Porträts. Nach Auswahl und Anordnung von Heinrich Brunn und Paul Arndt. München 1891. Erste Lieferung.

— 26 —

an eine willkürliche oder instinctive Aenderung derselben gar
nicht mehr zu denken ist. Aber auch in den frühesten Jugendjahren ist eine solche Stellungsänderung, wie sie Arndt annimmt,
unmöglich, da der muskulöse Bewegungsapparat der menschlichen Ohren nur ein ganz rudimentärer ist, und daher auf die
Stellung der Ohren zum Kopf keinen nennenswerthen Einfluss
mehr auszuüben vermag. Und übrigens wird bei dem Blinden
der mangelnde Gesichtssinn viel weniger durch das Gehör als
vielmehr durch den Tastsinn ersetzt. Schliesslich ist auch die
Art und Weise, wie die antike Plastik das Ohr behandelt und
zur Darstellung gebracht hat, noch viel zu wenig untersucht,
um aus der Darstellungsweise einer einzelnen Figur irgend einen
Schluss ziehen zu dürfen. Man müsste erst einmal in grösstem
Umfange die Bildung der Ohren bei den verschiedensten antiken
Köpfen studiren, um zu ermitteln, ob die alte Kunst bei der
Bildung dieses Organes sich von bestimmten Gesetzen leiten
liess, wie dies ja bei der Darstellung anderer Körpertheile, so
z. B. des Auges[1]) unbedingt der Fall war. Wichtig wäre ein
derartiges Studium der antiken Darstellung des Ohres unbedingt;
allerdings könnte es ohne medicinische Vorkenntnisse in be-
friedigender Weise nicht durchgeführt werden.

Die Lockenfülle des neapolitanischen Homerkopfes ist, wie
wir soeben bereits bemerkt haben, eine ganz ausserordentliche,
eine Thatsache, welche um so mehr auffallen muss, da der in
Rede stehende Kopf der eines hochbetagten Greises ist, und
im vorgerückten Alter der Haarwuchs doch meist ein spärlicherer
zu werden pflegt. Entsprechend der mächtigen Entwickelung
des Haupthaares, zeigt auch der Bart eine sehr starke Fülle. Kinn,
Backen und Oberlippe werden von einem dichten Haarwuchs
eingenommen, und der Bart hängt nach unten bis über die Mitte
des Halses herab. Nur die an die Unterlippe direct anstossenden

[1]) Magnus. Die Darstellung des Auges in der antiken Plastik.
Leipzig 1891.

Partien des Kinnes sind haarlos. Dabei ist das Barthaar nicht schlicht, sondern in zahlreichen krausen Locken angeordnet. Sämmtliche mir bekannten Homerköpfe zeigen die soeben geschilderte Beschaffenheit des Bartes.

Die technische Behandlung des Haares ist in allen Köpfen eine streng realistische. Der Künstler sucht eine jede einzelne Locke energisch herauszuarbeiten und deutet hier und da auch in den Locken die einzelnen Haare an. Wenigstens gilt dies vom Bart und den Schläfelocken, während das Scheitelhaar eine mehr summarische Behandlung aufzuweisen hat.

Die das Kopfhaar zierende Binde ist ein schmales Band, welches Einzelheiten nicht weiter erkennen lässt; so finden wir es bei dem Homer in Neapel, London, Paris, München, Schwerin und bei dem im Capitol als Nummer 44 bezeichneten Kopf. Der capitolinische Kopf (Nummer 45) zeigt eine erheblich breitere Kopfbinde, und die Köpfe im Palazzo Doria zu Rom und in München haben so eigenartige Kopfbinden, dass wir ihrer bei der speciellen Besprechung jener Köpfe nochmals besonders gedenken müssen.

Der Kopf ist bei allen unseren Homerbüsten unbedeckt, nur bei dem capitolinischen Homer (Nummer 45) verhüllt den Hinterkopf und den Nacken ein Tuch, welches zu den Seiten des Kopfes herabfallend über die Schultern faltig bis auf die Brust herabhängt (daher wird dieser Kopf auf den italienischen Original-Photographien auch als Omero velato bezeichnet). Man vergleiche den officiellen Katalog der capitolinischen Sammlung Nummer 45, p. 248.

Gehen wir nun zu der Untersuchung des Gesichtes über, so wollen wir zuvörderst bemerken, dass die Nase bei recht vielen unserer Köpfe eine spätere Restauration erfahren hat und wir darum uns mit ihr nicht besonders befassen wollen, zumal ihre Beschaffenheit für den Ausdruck des Gesichtes hier nicht sonderlich viel zu sagen hat. Denn der charakteristische Ausdruck des Blinden-Gesichtes wird vornehmlich durch das Verhalten der Augen und der dieselben umlagernden Weichtheile bedingt, und deshalb wollen wir auch diesen Theilen unsere ganz besondere Aufmerksamkeit zuwenden.

Die Augäpfel lassen zuvörderst die sehr auffallende That-sache erkennen, dass beide bedeutend kleiner sind, als sie im Verhältniss zu der Grösse des Kopfes eigentlich sein müssten. Doch betrifft diese Kleinheit lediglich nur die Augäpfel selbst, während die Oeffnung der Augenhöhlen mit ihren Rändern, sowie die Brauen durchaus die dem Kopf entsprechenden Grössen-verhältnisse zeigen. Dabei liegen beide Augäpfel auffallend tief in der Augenhöhle und stehen von der inneren nasalen Wand der Augenhöhle weiter ab, als dies unter normalen Verhältnissen der Fall zu sein pflegt, und in Folge dessen scheinen die Augen-achsen divergent zu stehen. Der Blick gewinnt dadurch etwas ausgesprochen Leeres. Die in der Lidspalte zu Tage tretende Oberfläche der Augäpfel erscheint ferner weniger gewölbt als dies gewöhnlich der Fall ist, und auch die Wölbung beider Aug-äpfel ist nicht die gleiche; während der rechte Augapfel in seiner ganzen Ausdehnung ziemlich dieselben Wölbungsverhält-nisse darbietet, ist der linke Augapfel in seinem inneren Ab-schnitt viel weniger gewölbt als in seiner äusseren Hälfte und erscheint überhaupt etwas flacher wie der rechte. Aehnliche Verhältnisse finde ich bei dem capitolinischen Homer (44), bei dem Homer des Palazzo Doria. Auffallend klein sind auch die Augäpfel des Homer in Schwerin. Bei dem Homer in München steht das linke Auge auffallender Weise merklich tiefer wie das rechte Auge, doch bietet gerade dieser Kopf noch in anderer Hinsicht höchst merkwürdige Erscheinungen — plastische Nachbildung pathologischer Verhältnisse — und wir wollen ihn deshalb später noch gesondert besprechen. Der Homerkopf des Brit. Museum in London gewinnt dadurch ein ganz besonderes Interesse, dass die Augäpfel eine sehr deut-liche Andeutung der Regenbogenhaut und der Pupille zeigen Hierdurch gewinnt der Blick dieses Kopfes einen ungemein sprechenden Ausdruck, der aber mit dem erloschenen Blicke des Blinden nichts mehr gemein hat. Der Londoner Homer hat den Ausdruck eines sehenden aber nimmermehr den eines erblindeten Auges. Durch die plastische Wiedergabe der Pupille unterscheidet sich übrigens der Londoner Kopf ganz wesentlich von all' unseren übrigen Köpfen, deren keiner eine derartige Behandlung der Augen aufzuweisen hat. Ueber das Verhalten der Augäpfel des Kopfes in Sanssouci lässt sich nicht allzuviel sagen, da ein grosser Theil beider Bulbi hier restaurirt ist. Die capitolinischen Köpfe 45 und 46 zeigen Augäpfel, welche, nach meinen genauen Untersuchungen, von denen eines gesunden Menschen sich in Nichts unterscheiden. Man kann deshalb gerade bei diesen beiden Köpfen von einem charakteristischen Blindenausdruck des Gesichtes resp. der Augen auch nicht das Mindeste entdecken. Der Ausdruck der Blindheit ist bei diesen Köpfen vom Künstler vollkommen unterdrückt worden. Und so viel ich nach der Abbildung urtheilen kann, scheint dasselbe auch bei dem Kopf der Sammlung Campana der Fall zu sein.

Das den Augapfel umhüllende Fettpolster der Augenhöhle ist bei dem neapolitanischen Kopf auffallend geschwunden, und in Folge dessen sind die Augäpfel so tief in die Augenhöhle zurückgesunken, dass sie beträchtlich hinter den oberen Augenhöhlenrand zurücktreten, ein Verhalten, welches für den gesunden Menschen nicht maassgebend ist. Genau dieselbe Erscheinung bieten die Homerköpfe in dem Palazzo Doria, in der Villa Albani, in Sanssouci, in München, Schwerin und vermuthlich auch die in Paris, Mantua und Florenz dar. Der Schwund des Fettpolsters der Augenhöhle hat mit der Erblindung nichts gemein, ist vielmehr eine senile Erscheinung, und wenn er von dem Künstler in gar so auffallender Weise betont worden ist, so ist dies wahrscheinlich nur geschehen, um das greisenhafte Aussehen der betreffenden Köpfe zu erhöhen. Auch erhält das Gesicht durch ausgiebigen Schwund des Augenhöhlenfettes einen auffallend leidenden Ausdruck, und da für die Wiedergabe des Blinden-Antlitzes ein Zug von Wehmuth und Leiden stets eine Steigerung des charakteristischen Blindenausdruckes bedeutet, so hat der Künstler mit jener energischen Hervorhebung des

Schwundes des Augenhöhlenfettes ein sehr wirksames Mittel
für die plastische Darstellung des Blinden-Antlitzes gewonnen.
Uebrigens wird die auffallende Tieflage der Augäpfel der genannten Homerköpfe nicht ganz allein nur durch den Mangel
des orbitalen Fettpolsters bedingt, sondern die Kleinheit der
Augäpfel trägt auch einen wesentlichen Theil zu derselben bei.
Bei jeder pathologischen Verkleinerung des Augapfels liegt derselbe mehr oder minder tief in der Augenhöhle, und wenn der
Künstler den erloschenen Blick des Blindenauges so recht
treffend zur Wiedergabe bringen wollte, konnte er gar nicht
anders verfahren, als einen kleinen, tief in die Orbita zurück-
gesunkenen Augapfel zu bilden, wie er dies eben bei den genannten Köpfen gethan hat.

Das obere Augenlid erscheint bei dem neapolitanischen
Homer, sowie bei dem in Mantua, mehr wie gewöhnlich über
den Augapfel herabgezogen. Weniger deutlich vermag man
dies bei dem capitolinischen Kopf (44), dem Homer des Palazzo
Doria und der Villa Albani zu bemerken; der sehr ausgesprochen
nach oben gerichtete Blick der Augen, wie ihn die genannten
drei Köpfe aufzuweisen haben, lässt das tiefere Herabsinken
des Oberlides nicht so sprechend in Erscheinung treten. Doch
zeichnen auch diese Köpfe durch eine geringe Grösse der Lidspalte sich aus. In sehr deutlicher Weise sinken aber wieder
beim Homer in Schwerin die Oberlider über den Augapfel
herab.

Das untere Lid bietet zu besonderen Bemerkungen keine
wesentliche Veranlassung.

Die Grösse der Lidspalte ist bei den Köpfen in Neapel,
Rom (Villa Albani, Palazzo Doria, Capitol [44]), Sanssouci,
Schwerin, München und Paris geringer als unter normalen Verhältnissen. Es tritt in Folge dessen natürlich nur ein kleinerer
Theil des Augapfels in Erscheinung, und das Auge gewinnt
hierdurch einen matten, halb erloschenen Ausdruck, wie er für
einen Blinden äusserst passend ist. Ganz im Gegensatz hierzu
stehen die capitolinischen Homerköpfe 45 u. 46 und der Kopf der

Sammlung Campana. Hier sind die Augen weit geöffnet, und diese
schöne Grösse der Lidspalte verschafft dem Auge einen äusserst
sprechenden Ausdruck, der aber eben wegen seiner Lebhaftig-
keit für einen Blinden völlig unangebracht ist. Bei den Köpfen
in Neapel, Schwerin und München hat der Künstler die Ränder
beider Lider recht scharf und ohne die gefällige Schwingung
gebildet, welche wir bei so vielen antiken Köpfen zu bewundern
Gelegenheit haben.[1] Die elegante Schwingung des unteren
Lides zeigt dagegen der capitolinische Kopf Nummer 44, sowie
der des Palazzo Doria in ausgesprochener Weise. Es kann
keinem Zweifel unterliegen, dass durch Beseitigung des Schwunges
des unteren Lidrandes der Ausdruck des Auges ein härterer,
anmuthsloserer wird, eine Thatsache, welche für die Wiedergabe eines Blindenauges ganz gewiss passend erscheint.

Dass die in der Lidspalte zu Tage tretende Augapfeloberfläche bei allen Homerköpfen, mit Ausnahme des Londoner,
ganz glatt gehalten ist, haben wir schon vorhin bemerkt. Der
Eindruck des erloschenen blinden Auges tritt bei solcher Behandlung, vorausgesetzt dass die anderweitige Bildung des Auges
dem Blindencharakter entsprechend gehalten ist, überaus
sprechend in Erscheinung.

Die Stirn mit der Brauengegend zeigen bei allen mir
bekannten Homerköpfen eine Behandlung, wie sie realistischer
kaum denkbar ist. Nach allen möglichen Richtungen werden
sie von tief eingeschnittenen Furchen durchzogen, und zwischen
diesen Falten tritt die Haut hier und da in mächtigen Wülsten
hervor. Und da die Wangen in ähnlicher Weise behandelt
sind, so hat Braun[2] vollkommen Recht, wenn er das Antlitz

---

[1] Die Griechen bevorzugten die geschwungene Form der Lidränder ganz
besonders. Sie verglichen sie mit den gefälligen Schlingen der jungen Wein-
reben und nannten sie ἀμπελάγραφος. Die antike Plastik hat diese Form der
Lidränder in dem Venusauge gern zur Anwendung gebracht. Man vergl.
Magnus. Das Auge in seinen ästhetischen und culturgeschichtlichen Beziehungen.
Breslau 1876, p. 10.

[2] Braun. Die Ruinen und Museen Roms. Braunschweig 1854, p. 176.

des capitolinischen Homer (Nummer 44) ein wild durchfurchtes nennt.

Bevor wir untersuchen können, in welchen Beziehungen diese energische Ausarbeitung der Gesichtsfalten zu der plastischen Verkörperung des Blinden-Ausdruckes steht, werden wir gut thun, erst die Art der Faltenbildung eingehender zu betrachten.

Die obere Hälfte der Stirn ist so gut wie faltenlos und sie wird durch zwei energische, tief eingeschnittene Falten von der unteren Hälfte geschieden. Dabei ist diese obere Stirnpartie auffallend breit und in ihrem mittleren Theil sich merklich vorwölbend, während ihre Seitenpartien tiefer als die Stirnmitte liegen. Diese starke Ausarbeitung der mittleren Stirnpartie erinnert an die in den classischen Perioden der antiken Kunst geübte stilisirende Behandlung der Stirn, wie sie z. B. der Hermes des Praxiteles und der Zeus von Otricoli zeigen.

Die Falten, welche die Oberstirn von der Unterstirn trennen, sind ungemein tief eingegraben und erstrecken sich bis weit in die Schläfegegend hinein. Es sind ihrer zwei, welche in der Mitte der Stirn etwas divergiren, um gegen die Schläfegegend hin zu convergiren. Dabei ist der Verlauf der genannten beiden Falten ein ausgesprochen wellenförmiger, indem ihr mittlerer Theil eine nach unten convexe Wölbung aufzuweisen hat, während dagegen der den Schläfen benachbarte Theil nach oben convex erscheint. Bei einzelnen Köpfen, so bei den capitolinischen 44 und 45, dem neapolitanischen, dem des Palazzo Doria, dem in Sanssouci reichen diese Falten als ausgesprochener Wulst weit in die Schläfegegend hinein.

Die Unterstirn lässt zwei verschiedene Systeme von Falten erkennen. Das eine derselben liegt gerade in der Mitte der Stirn dicht über der Nasenwurzel, nimmt also den Theil der Stirn ein, welcher medicinisch als Glabella bezeichnet wird. Die hier befindlichen Falten zeigen einen ausgesprochen verticalen Verlauf, und während die mittelste derselben sich in die Oberfläche der Nase verliert, biegen die seitlichen an ihrem unteren

Ende nach der Augenhöhle zu ab, und zwar finde ich bei vielen Köpfen, so bei dem Londoner, dem neapolitanischen, dem capitolinischen (Nummer 44), dem im Palazzo Doria, auffallender Weise diese seitliche Abbiegung hauptsächlich nach links ausgesprochen. Die Glabellafalten gewinnen bei einzelnen Köpfen durch diese stark nach links erfolgende Abweichung ihres unteren Endes eine ausgesprochen schräge Stellung; so ist dies z. B. bei dem Kopf in München der Fall; hier gehen die glabellaren Falten schräg von oben und rechts nach unten und links; ähnlich verhält sich der Londoner Homer. Zwischen den genannten Falten springt die Stirnhaut in Form stark entwickelter Wülste hervor.

Das andere System der in der Unterstirn vorhandenen Falten findet sich oberhalb der Augenbrauen. Hier ziehen die Falten in Form von stark gewölbten Bogen vom Brauenkopf zur Schläfe und zwar in Bogen, welche zur Braue mehr oder minder parallel verlaufen. So finden wir z. B. die Unterstirn bei dem Homer in Neapel behandelt. Bei anderen Köpfen wieder zeigen beide Stirnhälften eine sehr bemerkbare Verschiedenheit in der Darstellung der genannten Falten; so findet sich z. B. beim Homer des Palazzo Doria, den Köpfen 44 und 45 des Capitol nur auf einer Stirnhälfte eine ungemein kräftige Falte, welche weit hinter dem Brauenkopf, etwa in der Mitte der Braue beginnt und in auffallend steilem Bogen aufsteigend zur Schläfe zieht, um hier ebenso steil wieder abzufallen. Es springt die genannte Falte als starker Wulst beim Kopf 44 des Capitol hervor und gehört, ebenso wie bei dem Kopf des Palazzo Doria und dem Homer 45 des Capitol lediglich nur der linken Stirnhälfte an. Man findet derartige, nur einer Stirnhälfte angehörende Falten in der Natur wohl auch, nur fällt deren starke Betonung bei den genannten Köpfen ungemein auf. Mit dem Ausdruck des Blindseins hat eine solche Falte absolut nichts zu thun; so habe ich sie z. B. bei Personen, welche nur auf einem Auge blind waren, gerade über dem sehenden Auge gefunden. In welcher Absicht der Künstler diese Faltenbildung so energisch ausgearbeitet haben mag, werden wir im § 14 p. 66 darzulegen versuchen. Uebrigens zeichnen sich bei allen mir bekannten Homerköpfen die Falten der Unterstirn, mögen sie nun annähernd gleichmässig auf beiden Stirnhälften wiedergegeben sein, wie beim Homer der Villa Albani, oder so verschieden behandelt sein, wie beim capitolinischen Homer, stets durch eine ungemein energische Ausarbeitung aus. Mächtige Wülste zeigt die Oberfläche der Stirn, getrennt durch tief eingegrabene Furchen. In welchen Beziehungen diese energische Herausarbeitung der Stirnfalten zum Ausdruck der Blindheit steht, werden wir in einem der nächsten Abschnitte (§ 12) eingehender zu untersuchen haben, weshalb wir uns hier mit einem Hinweis auf jenen Abschnitt abfinden können.

Die Augenbrauen zeigen sich bei allen Homerköpfen in ungemein kräftiger Weise ausgebildet, wobei oft, wie beim neapolitanischen Homer, der nasale Theil, d. h. also der Brauenkopf, stärker in Erscheinung tritt, wie der temporale Abschnitt. Diese energische Betonung der Braue ist vom Künstler ganz gewiss zum guten Theil gewählt worden, um die Blindheit zum Ausdruck zu bringen, denn wie wir im § 12 sehen werden, bildet gerade die Stellung der Braue in dem Ausdruck des Blindseins einen sehr bedeutsamen Factor; aber zum Theil soll durch die kräftige Ausarbeitung der Brauen auch der Eindruck des Senilen hervorgehoben werden. Denn bekanntlich gewinnen die Brauen mit zunehmendem Alter eine auffallend buschige und starke Ausbildung. Von besonderem ästhetischen Werth ist die genannte Brauenform aber jedenfalls nicht, und sie weicht auch von dem künstlerischen Vorbild, welches die antike Plastik für die Braue gezeichnet hatte, sehr weit ab. Denn den scharfen schmalen Bogen, welcher unter den Namen „Braue der Grazien" von der antiken Kunst als Ideal einer schönen Braue aufgestellt worden war, wird man bei unseren Homerköpfen ganz vergeblich suchen. Dabei steht der Brauenkopf bei allen Homerköpfen stets tiefer wie das temporale Ende, während dieses bei vielen Köpfen, so bei dem der Villa Albani, dem des Palazzo Doria, den Köpfen 44 und 45 des Capitol, dem Londoner, Schweriner und dem in Sanssouci einen recht steil gewölbten Bogen bildet. Auch deckt die Braue keineswegs in allen ihren Abschnitten den oberen knöchernen Augenhöhlenrand; eigentlich thut dies nur der Brauenkopf, während von der Mitte der Braue an sich dieselbe vom Augenhöhlenrand merklich entfernt, so zwar, dass der knöcherne Höhlenrand unter ihr als starker. Vorsprung sich bemerklich macht. Der Tiefstand des Brauenkopfes zusammen mit den energisch ausgearbeiteten Falten der Glabella, d. h. des zwischen den Brauen liegenden Stirntheils, bringt den Eindruck hervor, als wäre der Brauenkopf aus optischen Rücksichten absichtlich herabgezogen worden; doch wird durch die mächtige Wölbung und den Hochstand des temporalen Brauenendes dieser, gerade für die Wiedergabe des Blindseins so werthvolle Eindruck zum Theil wieder verwischt, ein Punkt, auf den wir im § 14 p. 66 noch zurückkommen werden. Uebrigens wollen wir hier nochmals auf die soeben von uns schon gemachte Bemerkung hinweisen, dass bei einzelnen Köpfen, so in ganz besonders hervortretender Weise bei dem Kopf des Palazzo Doria, des Capitol 44 und 45 u. A., die linke Braue in ihrem temporalen Abschnitt wesentlich höher steht wie die rechte; mit einer steilen, mitten aus der linken Braue aufsteigenden Falte wird diese gewaltige Wölbung der linken Brauenhälfte gezeichnet. Wenn Arndt[1]) diese ungleichmässige Wölbung beider Brauen physiologisch zu erklären versucht und meint, „die verschiedene Lage der Bewegungscentren im Gehirn" verursache dieselbe, so ist diese Erklärung eben so kühn, wie physiologisch unrichtig, wenigstens giebt uns die Kunde, welche wir von der Vertheilung der Bewegungscentren der Augen und ihrer Weichtheile über das Gehirn haben, auch nicht die geringste Berechtigung zu dem Arndt'schen Schluss.

Der zwischen Braue und Augapfel gelegene Abschnitt ist wegen der starken Emporziehung der linken äusseren

---

[1]) A. a. O.

Brauenhälfte in seinem äusseren Ende erheblich breiter als in seinem nasalen. In diesem breiteren temporalen Theil macht sich vor allem der obere Augenhöhlenrand als ein breiter, stark vorspringender Höcker bemerkbar; in Folge dessen ist der Rand dieses Theiles des Augenhöhlenrandes nicht scharf ausgearbeitet. Gerade das Gegentheil ist im nasalen Abschnitt der Fall; hier ist der obere Augenhöhlenrand scharf hervortretend. Unterhalb des nasalen Höhlenrandes erhebt sich ein sackförmiges Gebilde, die an dieser Stelle beutelförmig sich ausstülpende Haut darstellend. Da aber wegen des Schwundes des Augenhöhlenfettes der Augapfel von der über ihm befindlichen Partie durch eine tiefe Furche geschieden ist, so liegt jene beutelförmige Ausstülpung im Grunde einer Vertiefung. Bei dem Homer in Neapel, den Köpfen 44 und 45 des Capitol, der Büste des Palazzo Doria, der Villa Albani, des Brit. Museum, des Museums in Schwerin und dem Kopf in Sanssouci ist die den Augapfel nach oben begrenzende Falte ungemein tief; der Augapfel erscheint deshalb zurückgelagert, und der zwischen Braue und Augapfel befindliche Theil hängt über den Augapfel weit herüber. Nach der Schläfe hin theilt sich die genannte Falte bei dem Londoner Kopf, sowie bei dem Kopf der Villa Albani und des Palazzo Doria in einzelne kleinere Fältchen als Andeutung der hier im Alter sich findenden, als Krähenfüsse bezeichneten Runzeln.

Die unterhalb der Augen gelegenen Partien des Gesichtes zeigen gleichfalls eine sehr energische Behandlung. Das Jochbein springt als kräftiger Wulst energisch hervor. Die zwischen Jochbein und Nase gelegene Wangenpartie ist als breite Masse dargestellt, welche gegen die Nase hin durch die vom Nasenflügel entspringende naso-labiale Falte begrenzt wird, während sie gegen Lid und Jochbein sich durch eine Falte absetzt, welche von dem nasalen Winkel der Lidspalte entspringend nach unten strebt, um sich im Bart zu verlieren. Beide Falten, sowohl die naso-labiale wie die gegen das Jochbein hinziehende, ind sehr energisch zum Ausdruck gebracht. Der untere Rand

der Augenhöhle ist in seinem äusseren temporalen Theil besonders kräftig herausgearbeitet; die starke Betonung des Joch-
beines bedingt eine markirte Hervorhebung des temporalen
Endes des unteren Randes des Unterlides. Gegen die Nase hin
verflacht sich der untere Lidrand mehr. In Folge dieser Behandlung des unteren Lidrandes tritt das untere Augenlid sehr
deutlich in Erscheinung; auch haben einzelne Künstler, so z. B.
bei dem Londoner Kopf, durch eine tiefe, bogenförmig von der
Schläfe zur Nase verlaufende Falte das untere Lid ganz besonders hervorzuheben gesucht.

Die soeben von uns beschriebenen Falten sind für die
Wangengegend besonders wichtig und beanspruchen auch eine
hervorragende mimische Bedeutung. Doch finden sich bei einzelnen Köpfen auch noch einzelne kleine, von der Nase in die
Wange ziehende Falten, so z. B. beim Münchener Homer; allein
sie sind nebensächlicher Natur und treten gegen die von uns
beschriebenen Falten in jeder Beziehung vollständig zurück.

Alle unterhalb des Auges über die Wangen verlaufenden
Falten sind zwar auch sehr energisch ausgearbeitet, doch sind
sie lange nicht in so markirter Weise betont wie die Stirnfalten; eine Thatsache, welche von den mimischen Kenntnissen
der Künstler ein beredtes Zeugniss ablegt. Denn gerade für
die plastische Wiedergabe des Ausdruckes der Augen sind
wesentlich die oberhalb der Augen befindlichen Theile maassgebend, während die unterhalb der Augäpfel gelagerten Partien
für den Ausdruck des Auges eine nur nebensächliche Bedeutung
haben. Für den gesammten Ausdruck des Gesichtes hat ja die
naso-labiale Falte gewiss eine hervorragende Bedeutung, aber
speciell für den Ausdruck des Auges — und bei der Wiedergabe eines Blinden-Antlitzes kommt es gerade auf ihn doch
hauptsächlich an · · ist sie von sehr nebensächlicher Bedeutung.
Wenn daher Stahr[1]) sagt: bei dem capitolinischen Homer sei

---

[1]) Stahr. Torso, Kunst, Künstler und Kunstwerke des
griechischen und römischen Alterthums. Zweite Auflage. Braunschweig
1878, p. 574.

die Blindheit „durch die Zusammenrunzelung der Haut unter den
Augen sprechend ausgedrückt", so zeugt dieser sein Ausspruch
von einem vollkommenen Verkennen der mimischen Factoren
des Gesichtes. Denn mit der Wiedergabe der Blindheit haben
wohl die über dem Augapfel belegenen Gesichtstheile viel,
recht viel zu schaffen, aber die unter den Augäpfeln befindlichen
Theile sind für die plastische Wiedergabe aller Ausdrucksweisen
des Auges nur von nebensächlicher Bedeutung. Uebrigens hat
Stahr auch darin vollkommen Unrecht, dass er die unter dem
Auge belegene Partie beim farnesischen Homer „zusammen-
gerunzelt" nennt. Denn von einer besonders hervortretenden
Runzelbildung zeigt die Haut unter den Augen bei allen mir
bekannten Homerköpfen keine gar so bemerkenswerthen Spuren;
jedenfalls ist die Runzel- und Faltenbildung über dem Auge in
ganz unverhältnissmässig stärkerem Grade ausgearbeitet. Stahr
ist deshalb mit seiner Analyse des Blinden-Ausdruckes des capitolinischen Homers nicht besonders glücklich.

Der Mund ist bei allen mir bekannten Homerköpfen leicht
geöffnet. Wenn Arndt[*]) die Möglichkeit zulässt, dass diese
Oeffnung des Mundes geschehe, um das Hörvermögen zu
schärfen, so muss ich dieser physiologischen Deutung unbedingt
entgegentreten. Vor allen Dingen ist der Mund viel zu wenig
geöffnet, um zur Erhöhung des Gehörs irgend wesentlich bei-
tragen zu können. Soll den Schallwellen ein Zugang in das
Mundinnere geschaffen werden, so wird die Mundöffnung stets
viel bedeutender sein müssen, als bei unseren Homerköpfen.
Man braucht blos Schwerhörige zu beobachten, in welch' be-
deutendem Umfang diese den Mund öffnen, um besser hören
zu können. Uebrigens trägt eine solche, zur Verschärfung des
Hörens vollführte Mundöffnung keineswegs zur geistigen Be-
lebung des Gesichtsausdruckes bei. Im Gegentheil! Das Gesicht erfährt bei einer solchen Mundhaltung stets eine Herab-
stimmung seines geistigen Ausdruckes. Mir will deshalb diese

---

[*]) A. a. O.

Erklärung Arndt's als völlig unannehmbar erscheinen. Eher könnte man der Auffassung beistimmen, dass Homer gerade in dem Augenblick dargestellt werden sollte, als er mit dem Vortrag seiner Gesänge anheben wollte; nur würde ich bei dieser Auffassung auch wieder eine physiologische Erklärung Arndt's[1] ablehnen müssen. Denn wenn Arndt meint, beim Beginn des Sprechens sei der rechte Mundwinkel aus physiologischen Gründen der Centrenvertheilung im Gehirn stark herabgezogen, so ist das eine Thatsache, von deren allgemeiner Gültigkeit die Medicin vor der Hand noch keine Ahnung hat. Ungleichheiten in der Stellung der Mundwinkel sind, wenn sie irgendwelchen grösseren Umfang annehmen, stets pathologischer Natur. Allerdings will ich nicht in Abrede stellen, dass unter Umständen dieser oder jener Mensch sich angewöhnt haben könnte, beim Beginn des Sprechens allerlei Zuckungen mit den Mundwinkeln auszuführen, welche einen Einfluss auf die Stellung derselben ausüben könnten. Aber von einer gesetzmässigen, durch das Verhalten der Bewegungscentren im Gehirn hervorgerufenen Differenz in der Stellung der Mundwinkel kann gar nicht die Rede sein. Ueberhaupt braucht man nach meiner Auffassung gar nicht nach so fern liegenden und dabei so bedenklichen physiologischen Hypothesen zur Erklärung der Mundstellung unserer Köpfe zu suchen. Der Künstler hat einfach deshalb den Mund des Homer leicht geöffnet zur Darstellung gebracht, weil diese Haltung des Mundes das Gesicht belebt; auch erfährt der Gesichtsausdruck durch eine leichte Oeffnung des Mundes eine gewisse Milderung. Ein völlig geschlossener Mund verleiht dem Gesicht stets etwas Strenges und Hartes; so hat z. B. der Pseudohomer des Vatican mit seinem fest geschlossenen Mund einen viel ernsteren und härteren Ausdruck, wie sämmtliche anderen Homerköpfe. Uebrigens hat die Annahme Arndt's, der geöffnete Mund solle darauf hindeuten, dass Homer gerade mit dem Vortrag eines seiner Gesänge beginnen wolle, doch auch

---

[1] A. a. O.

ihre Bedenken. Für den Homer des Palazzo Doria und des
Capitol (44), sowie für die Köpfe in Sanssouci und Schwerin
erfährt diese Auffassung in der mehr oder minder ausgesprochenen Hebung des Gesichtes nach oben ganz gewiss eine
mächtige Stütze. Denn wir können uns wohl denken, dass ein
Autor, der im Begriff steht, seine Werke zum Vortrag zu bringen,
in erregter Stimmung das Haupt gehoben und den Mund leicht
geöffnet sich darstellen wird. Der ausdrucksvoll gehobene Kopf
der genannten Büsten spricht deshalb dafür, dass der geöffnete
Mund darauf hindeuten solle, dass Homer eben zu dem begeisterten Vortrag seiner Werke schreiten wollte. Dagegen
kann man eine derartige Deutung der Mundbildung dem classischen Homerkopf in Neapel gegenüber kaum aufrecht halten.
In der gar nicht zu verkennenden, nach vorn geneigten Beugung
des Kopfes zeigt sich keine Spur jener Begeisterung, in der
wir uns den Homer denken müssen, wenn er die Recitation
seiner Werke beginnen wollte. Der nach vorn gebeugte farnesische Homer zeigt in dieser seiner Haltung nur die Gebrechen
des Greisenalters. Oder sollte selbst ein von der Last der
Jahre gebückter Greis nicht mehr einer strafferen, mit der Erregung seines Geistes harmonirenden gehobenen Kopfhaltung
fähig sein, wenn er mit dem Vortrag seiner bezaubernden, die
Zuhörer hinreissenden Gesänge beginnen will? Unwillkürlich
wird ein Dichter in einer solchen gehobenen und begeisterten
Stimmung sein Aeusseres mit seinem Inneren in Einklang zu
bringen wissen und in seiner Kopfhaltung die Stimmung seines
Geistes zum Ausdruck zu bringen verstehen. Der farnesische
Homer ist deshalb ganz gewiss nicht in dem Augenblick dargestellt, wo er seine Gesänge ertönen lassen wollte, und deshalb
kann die sich auch bei ihm findende Oeffnung des Mundes
nicht als Vorbereitung für die Recitation angesehen werden.
Wollen wir also der Arndt'schen Deutung der Mundstellung für
den Kopf des Palazzo Doria und die anderen vorhin genannten
nicht hindernd entgegentreten, für den neapolitanischen Homer
können wir sie durchaus nicht annehmbar finden. Hier bezweckt

die Mundöffnung nichts weiter als eine mildere und dabei belebende Stimmung des Gesichtes.

Was nun die specielle Behandlung des Mundes anlangt, so wird bei allen unseren Köpfen — ausgenommen den apokryphen Homer des Vatican — die Oberlippe von dem Schnurrbart zum grössten Theil beschattet. Nur der mittlere Theil derselben bleibt frei, und auch die von der Mitte der Oberlippe zur Nase ziehende verticale Furche ist bei einzelnen Köpfen, so bei dem Londoner, Schweriner, dem in Sanssouci von Bartwuchs unbedeckt. Die Unterlippe ist bei allen mir bekannten Homerköpfen ungemein kräftig ausgearbeitet und sehr energisch gegen die sie begrenzende Gesichtshaut abgesetzt. Dabei ist sie anmuthig gewölbt und in der Mitte leicht vertieft.

Eine wesentliche Differenz in der Stellung der Mundwinkel kann ich trotz der gegentheiligen Behauptung Arndt's nicht finden, wenigstens nicht in dem Umfange, um aus dieser Erscheinung irgend welche Rückschlüsse auf den geistigen Erregungszustand des Homer u. dergl. m. ziehen zu dürfen. Eine Ausnahme bildet nur der Münchener Kopf; hier steht der Mund auffallend schief, wie denn überhaupt die ganze linke Gesichtshälfte dieses Kopfes so bemerkenswerthe pathologische Zustände zur Darstellung bringt, dass wir uns mit diesem Kunstwerke noch besonders beschäftigen müssen. (Man vergl. die §§ 9 u. 10.)

Nach unten setzt sich die Unterlippe mit einer scharf ausgesprochenen Falte gegen das Kinn ab.

Die leise geöffnete Mundöffnung lässt hinter der Oberlippe bei einzelnen Köpfen, so z. B. bei dem der Villa Albani, der Büste 45 des Capitols, eine schmale Leiste erkennen, welche man wohl als die Zahnreihe des Oberkiefers ansehen muss. Auffallend ist, dass der Künstler bei den genannten Köpfen die Zahnreihe überhaupt angedeutet hat, da man doch kaum vermuthen darf, dass ein so hochbetagter Greis, wie er in unseren Köpfen zur Darstellung gebracht ist, überhaupt noch über Zähne verfügen kann, geschweige aber über eine vollständige Reihe der Zähne des Oberkiefers.

Das Kinn ist bei allen unseren Homerköpfen ungemein
kräftig gewölbt. Es grenzt sich gegen die Lippe hin mit einer
tief eingegrabenen Furche ab und tritt als wohlgerundeter Vorsprung energisch in Erscheinung. Dabei bleibt es auffallender
Weise bei allen Köpfen in der oberen Hälfte vom Bart unbedeckt. Dieses Hervortreten des nackten oberen Theiles des
Kinnes ist bei der sonst so mächtigen Bartfülle jedenfalls be-
merkenswerth, denn für gewöhnlich bedeckt ein starker Bart
das Kinn vollständig. Dabei fällt es auch auf, dass sich der
Bart mit einer ganz scharfen Linie gegen das freie Oberkinn
absetzt. Es gewinnt in Folge dessen die Kinnpartie ein Aussehen, wie wir es in unseren Tagen bei solchen Männern erblicken, welche sich die Haut der Lippe und den oberen Theil
des Kinnes ausrasiren.

Der Gesichtsausdruck gewinnt durch das unbehinderte
Hervortreten des Kinnes und die kräftige Ausarbeitung der
Unterlippe einen nicht zu verkennenden Zug von Energie, und
aus diesem Grunde dürfte die genannte Behandlung wohl auch
von den Künstlern gewählt worden sein.

§ 8.

Der **Homer des Palazzo Doria**[1]) scheint bisher wissenschaftlich unbekannt geblieben zu sein; wenigstens konnte ich
in keinem mir zugänglichen Werke eine eingehende Würdigung
desselben auffinden. Dabei ist dieser, wie mir es scheint aus
Marmor gearbeitete Kopf ein Kunstwerk ersten Ranges, welches
sich den berühmten beiden Homerköpfen Neapels und Roms
nicht allein völlig ebenbürtig zur Seite stellt, sondern dieselben
in manchen Stücken sogar noch bedeutend überragt. Ich habe
Ostern 1895 bei einem Besuch der Galleria Doria diesen Kopf
aufgefunden und Prinz Doria Pamphilj hat auf meine Veranlassung
eine prächtige photographische Aufnahme desselben anfertigen
lassen. Nach dieser mir von Prinz Doria Pamphilj geschenkten

---

[1]) Er steht im Sculpturensaale der Galleria Doria und trägt die Nummer 160.

Photographie ist die dieser Abhandlung beigegebene Abbildung ausgeführt. Bei der Bedeutung, welche der Homerkopf des Palazzo Doria für die Wissenschaft besitzt und bei dem Fehlen einer Beschreibung desselben, halte ich es für geboten, bei der Betrachtung desselben einige Zeit zu verweilen.

Was zuvörderst die Diagnose des fraglichen Kopfes als Homerbüste anlangt, so kann dieselbe gar keiner Schwierigkeit unterliegen. Das Gesicht des Kopfes im Palazzo Doria steht, sowohl was seinen allgemeinen Ausdruck, wie auch die Behandlung seiner einzelnen Theile anlangt, den Homerköpfen Neapels, Roms so nahe, dass ein Vergleich der Büste der Galleria Doria mit den Homerköpfen Roms und Neapels allein schon genügen würde, um ohne Weiteres die Diagnose unseres Kopfes als Homerkopf sicher zu stellen. Aber es sind auch noch andere Gründe vorhanden, welche in überzeugendster Weise dafür sprechen, dass der in Rede stehende Kopf den Homer darstellen solle. So darf die Darstellungsweise der Augäpfel unseres Kopfes durchaus nur auf erblindete Augen bezogen werden; sie kann sogar für eine gewisse Form der Blindheit geradezu als meisterhaft und charakteristisch angesehen werden. Dazu ist der ganze Ausdruck des Gesichtes von einer so edlen Erregung durchgeistigt, dass darüber auch nicht der geringste Zweifel obwalten kann, dass der fragliche Kopf einen im Augenblick hoher Begeisterung befindlichen Mann darstellen soll. Und dass diese Begeisterung wieder nur eine dichterische sein kann, zeigt einmal die Erhebung des Gesichtes, sowie die Drehung der Augen nach oben, und dann vor allem der den Kopf zierende Epheukranz. Denn gerade der Epheu galt bei den Alten als ein besonderes, den Dichter und die dichterische Begeisterung kennzeichnendes Attribut; so finden wir bei Vergil[1]) den Vers:

Pastores, edera crescentem ornate poetam

---

[1]) Vergilii Maronis Bucolica. Ecloga VII. Vers 25. Recensuit Ribbeck. Lipsiae 1859, p. 39.

und Horaz[1]) singt:

> Me doctarum hederae praemia frontium
> Dis miscent superis.

Durch den Epheukranz wird also unsere Büste mit vollster Sicherheit als das Porträt eines Dichters gekennzeichnet. Wenn wir also nach dem Gesagten den Kopf des Palazzo Doria unbedingt als den eines blinden Dichters ansprechen müssen, so liegt der Schritt, ihn als Homer aufzufassen, doch nahe genug. Und wenn wir zudem noch die Aehnlichkeit in Betracht ziehen, welche unser Kopf mit dem farnesischen und capitolinischen Kopf besitzt, so können wir uns der Deutung unseres Kopfes als Homerkopf überhaupt gar nicht entziehen.

Die Entstehungszeit unseres Kopfes dürfte, wie wir dies schon auf Seite 21 angedeutet haben, auf jene Periode der antiken Porträtdarstellung hinweisen, in welcher die Künstler in mehr realistische Bahnen einzulenken begannen und den Willen zeigten, einer Porträtbüste individuelles Leben einzuflössen. Jenes Streben der älteren Kunstepochen, dem menschlichen Antlitz eine überirdische Schönheit zu verleihen und dadurch aus dem Menschen ein Wesen höherer Art zu schaffen, ist in unserer Büste ebenso wenig bemerkbar wie die idealisirende Verwischung jeder Individualität, welche das vierte Jahrhundert bevorzugte. Doch möchten wir glauben, dass der Künstler, welcher unsere Büste schuf, dem Kunstcharakter des vierten Jahrhunderts erheblich näher gestanden hat, als jene Künstler, welche den farnesischen und capitolinischen Homer geschaffen haben. Denn die Züge des Alters sind in unserer

---

[1]) Horatius Flaccus. Recensuit Orellius, Editio sexta. Voluminis prioris fasciculus prior. Odarum Liber I, Carmen I, Vers 29. Berolini 1882, p. 25.

Man vergleiche über die Beziehungen, in welche das Alterthum den Epheu (Hedera) zu dem Dichter brachte, noch Jahrbuch des kaiserlich deutschen archäologischen Institutes, Band VI, Anmerkungen Seite 25 und 26, sowie Annali dell' Inst. 1873, I. Roma, und Comporetti und de Petra. Villa Ercolanese dei Pisoni, Tafel 4, I.

Büste des Palazzo Doria wesentlich milder und discreter behandelt, als wie in jenen berühmten Köpfen. Das Alter tritt uns in dem Kopf Doria in einer mehr verklärten Form entgegen. Man kann sagen, dass uns der Kopf Doria hauptsächlich die Vorzüge des Greisenalters, die vornehme geistige Ruhe, die vorurtheilsfreie, weitschauende Auffassung aller irdischen Verhältnisse darstellt, ohne dabei aber die körperlichen Schwächen des Alters völlig zu verwischen. Der farnesische und capitolinische Homer dagegen betonen gerade die rein körperlichen Zustände des Greisenthums in ganz besonders energischer Weise. Die tiefen Furchen und Runzeln des Gesichtes, die gebückte Haltung des Kopfes, sie rücken bei dem farnesischen Homer die körperlichen Gebrechen des Alters unbedingt in den Vordergrund der Betrachtung, während die geistige Grösse des Greisenalters zwar nicht unterdrückt, aber doch nur andeutungsweise zur Darstellung gelangt ist. Wenn der capitolinische Kopf auch weniger realistisch in seiner Darstellung des Greisenthums verfährt, wie der farnesische, so überwiegt bei ihm die Betonung der rein körperlichen Seiten des Alters doch unbedingt auch. Bei dem Homer des Palazzo Doria tritt dagegen die Betonung des geistigen Zustandes des Alters so beherrschend in den Vordergrund, dass wir über ihm die ja auch zur Darstellung gekommenen körperlichen Schwächen des Greisenalters mehr oder weniger vergessen. In dieser meisterhaften Mischung des schönen Idealen und des hässlichen Realen liegt der hohe Kunstwerth des Homers Doria. Es erinnert unser Kopf an die Schule des Lysipp. Aehnlich wie in dem sterbenden Alexander des Lysipp die körperlichen Gebrechen und Unvollkommenheiten, wie sie sich stets im Todeskampf offenbaren, durch den Ausdruck eines gewaltigen, auch in den Nöthen des Todesringens noch machtvoll sich offenbarenden Geistes geadelt werden, so erfahren auch bei unserem Homer die traurigen körperlichen Züge des Greisenalters durch den geistigen Ausdruck eine Milderung und Veredelung. Vielleicht ist unser Kopf die Marmorcopie eines der Lysipp'schen Schule entstammenden, oder ihr doch wenigstens

nahe stehenden, in Erz gearbeiteten Originals. Besondere Spuren
einer Restauration konnte ich übrigens an ihm nicht entdecken.

Bei der Betrachtung der Einzelheiten des Kopfes Doria
können wir uns kurz fassen, da wir in der vorangegangenen
Untersuchung bereits die wichtigsten Momente der Darstellung
unserer Büste erwähnt haben.

Der Kopf des Homer des Palazzo Doria zeigt eine ausgesprochene Hebung, sodass das Gesicht nach oben gekehrt ist,
ähnlich wie bei dem capitolinischen Homer (44). Entsprechend
dieser Kopfhaltung sind die Augen auch nach oben gedreht.
Die Augäpfel sind auffallend klein, liegen tief und sind weiter
von der Nase nach der Schläfe zu gerückt, wie unter normalen
Verhältnissen. Sie machen in Folge dessen den Eindruck von
Augäpfeln, welche durch pathologische Processe einer leichten
Schrumpfung und Verkleinerung anheimgefallen sind. Wir werden
auf diese für die plastische Wiedergabe der Blindheit wichtigen
Verhältnisse im § 12 eingehender zurückkommen. Die Brauen
sind in ihrem Schläfetheil nach oben, in ihrem nasalen Theil nach
unten gezogen. Die Falten der Stirn und des Gesichtes sind
greisenhaft, doch mit einer nicht zu verkennenden Vorsicht und
Zurückhaltung gearbeitet. Bart- und Kopfhaare sind in vielen
Locken gekräuselt und in sehr üppiger Entwickelung. Der
Kopf und die Stirn sind mit einem Epheukranz geziert, und
zwar besteht dieser Kranz aus einem das Haupt umgebenden
schmalen Band, an dem rechts und links von der Stirn je ein
Epheublatt und eine Beerendolde des Epheu sich finden. Ueber
die Bedeutung des Epheukranzes für die Charakterisirung des
dichterischen Genius haben wir schon Seite 43 das Nöthige bemerkt. Uebrigens sind der Homer Doria und der Münchener
die beiden einzigen unter unseren Köpfen, welche diesen Blüthen-
und Blätterschmuck tragen. Der Mund unseres Kopfes ist leicht
geöffnet, das Kinn im vorderen Theil bartfrei.

Der Hals ist nackt, und die Muskeln sowohl wie der Kehl-
kopf sind in allgemeinen Umrissen angedeutet. Da, wo im
menschlichen Körper der Hals auf dem Rumpf aufsitzt, hört

unsere Büste auf. Sie ruht auf einem in seiner Form nicht er-
wähnenswerthen Marmorsockel, auf welchen sie offenbar später
aufgesetzt worden ist.

§ 9.

Der **Münchener Homer**[1]) ist von archäologischer Seite als
Homer diagnosticirt worden, und der allgemeine Gesichtstypus
ähnelt dem der Homerköpfe in Rom, Neapel, Schwerin, Sanssouci
ganz gewiss in auffallender Weise. Einen Zweifel an der Richtig-
keit dieser archäologischen Diagnose vermag ich von meinem
medicinischen Standpunkt aus nicht zu erheben.

Der künstlerische Werth dieses Kopfes reicht an den der
Köpfe in Rom, Neapel, Schwerin, London, Sanssouci auch nicht
entfernt heran. Das Gesicht unseres Kopfes ist auffallend aus-
druckslos und zeigt den senilen Charakter in reichlicher Weise.
Stirn und Wangen sind tief gefurcht, und sogar auch auf den
Schläfen finden sich tiefe Altersfalten. Die Augäpfel sind auch klein
und tiefliegend, doch ist man nicht im Stande, aus ihnen ohne
Weiteres eine vorhandene Blindheit zu diagnosticiren. Sie haben
auch kein einziges für Blindsein charakteristisches Kennzeichen.
Doch ist ihre Behandlung nicht für beide eine gleichmässige.
Das linke Auge steht nämlich viel tiefer wie das rechte, und
das linke Oberlid ist breiter wie das rechte. Auch das linke
untere Lid ist, besonders am äusseren Augenwinkel, breiter wie
das rechte, wie es auch im Ganzen dicker erscheint als das
rechte. Es tritt, und zwar besonders nach der Schläfeseite hin,
wulstartig hervor, während das rechte Unterlid keinerlei
Schwellung oder Wulstung zeigt. Sowohl der Tiefstand des
linken Auges wie die Hervorwulstung des unteren Lides unter-

---

[1]) Dieser Homer ist im Privatbesitz des Herrn Dr. Schubart. Eine
Wiederholung dieses Kopfes befindet sich in Florenz, Uffizio, Zimmer der In-
schriften, woselbst er in die Wand eingemauert ist. Zwei skizzirte Abbildungen
unseres Kopfes finden sich: Jahrbuch des kaiserlich deutschen archäologischen
Institutes. Band VI, Seite 25 u. 26 der Anmerkungen. Uebrigens ist ein Gipsabguss des genannten Kopfes von der Formerei der Dresdener Sculpturen-
sammlung für den Preis von 10 Mark käuflich.

scheiden das linke von dem rechten Auge in höchst auffälliger
Weise. Schnurr-, Backen- und Kinnbart sind in der nämlichen
Weise gebildet wie bei den anderen Homerköpfen. Dagegen
weicht die Pracht des Kopfhaares erheblich ab; denn dasselbe
ist an den Schläfen sehr sparsam, und die gewaltigen, den Kopf
bei den anderen Homeren umwallenden Locken fehlen vollständig. Auch die technische Behandlung der Haare weicht
wesentlich von der der anderen Köpfe ab. Die Haare des
Münchener Homer sind nämlich technisch viel weniger sorgfältig behandelt wie z. B. bei dem farnesischen oder dem Homer
Doria; sie sind in der Weise dargestellt, dass immer ein
schlichtes, leicht gewelltes Büschel neben dem anderen liegt. Um
das Haupt zieht sich ein Band, welches an beiden Seiten der
Stirn Blätter und Blüthendolden trägt und zwar sind an jeder
Seite zwei Blüthendolden. Diese Dolden setzen sich aus zahlreichen rundlichen, knopfartigen, in der Mitte vertieften Einzel-
blüthen zusammen. Das Laub ähnelt Epheulaub; an jeder Seite
sind vier Blätter vorhanden, die aber starke Beschädigungen
aufzuweisen haben. Ueberhaupt ist der Kopf, nach den Bruchstellen am Hinterhaupt und Backenbart zu schliessen, vom Hals
abgeschlagen und dann auf einen einfachen modernen Marmorsockel gestellt worden. Auf diesem Sockel steht der Kopf jetzt
so, dass er direct nach vorn sieht, doch soll er, wie von anderer
Seite[1]) versichert wird, früher so gestanden haben, dass er nach
aufwärts gesehen habe. Die Bruchstellen des Halses sollen auf
eine derartige früher aufwärts gerichtete Hebung des Kopfes
hinweisen. Ich stehe dieser Behauptung deshalb etwas skeptisch
gegenüber, weil zu einer nach oben gerichteten Haltung des
Gesichtes unbedingt auch nach oben gewendete Augäpfel ge-
hören, wie wir sie z. B. bei den Köpfen in Rom (Capitol 44,
Palazzo Doria) bemerken können. Bei unserem Münchener Kopf
vermissen wir aber jede Hebung der Augen vollständig, und

---

[1]) Jahrbuch des kaiserlich deutschen archäologischen Instituts. Band VI.
Berlin 1891. Anmerkungen Seite 25 und 26.

deshalb neige ich viel mehr der Ansicht zu, dass auch auf seinem ursprünglichen Sockel der Kopf nur nach vorn gesehen haben könne.

§ 10.

Ueber die am Münchener Homer dargestellte pathologische Affection der linken Gesichtshälfte (Lähmung des linken Nervus facialis). Wenn der Münchener Kopf auch weder durch seine künstlerische Auffassung noch durch seine technische Ausführung unser besonderes Interesse zu erregen vermag, so erweckt er doch in anderer Hinsicht unsere Aufmerksamkeit in um so höherem Grade. Beide Gesichtshälften des Kopfes zeigen nämlich eine höchst auffallende Verschiedenheit. Der linke Augapfel steht, wie wir dies soeben bereits gesagt haben, in gar nicht zu verkennender Weise tiefer wie der rechte. Dem entsprechend ist auch das linke obere Lid breiter als wie das rechte. Die Grösse beider Lidspalten zeigt dabei eine nennenswerthe Grössenverschiedenheit nicht. Die ganze linke Wange hängt sodann tiefer wie die rechte; die linke naso-labiale Falte steht tiefer wie die rechte, und die ganze linke Wange tritt überhaupt etwas mehr vor als die rechte. Entsprechend diesem Tiefstand der linken Wange hängt auch der Mund sehr wahrnehmbar nach links;[1] der linke Mundwinkel steht tiefer wie der rechte, und hierdurch gewinnt der Mund eine schiefe Stellung, von rechts oben nach links unten. Auch die Nase hat eine Drehung nach links erfahren; man kann ganz deutlich eine Krümmung in der Mitte der Nase bemerken, durch welche die Nasenspitze eine Richtung nach links annimmt. Für ein medicinisch geschultes Auge ist diese Verschiedenheit der rechten und linken Gesichtshälfte eine höchst charakteristische, aber ich glaube, auch der Archäologe wird sie ohne Weiteres

---

[1] Die im Jahrbuch des kaiserlich deutschen archäologischen Instituts, Band VI. Seite 23, befindliche Skizze des Münchener Homer giebt den Tiefstand des linken Augapfels, sowie den Schiefstand des Mundes sehr deutlich wieder.

finden, sobald er auf ihr Bestehen aufmerksam gemacht worden ist.

Was hat es nun mit sothaner Differenz beider Gesichtshälften unseres Homer für eine Bewandtniss? Sie ist doch jedenfalls eine so auffallende und interessante Erscheinung, dass eine genauere Untersuchung derselben geboten erscheint. Wir können uns für die Entstehung genannter Bildung zwei Möglichkeiten denken: entweder beruht dieselbe auf einer nachlässigen, stümperhaften Arbeit des betreffenden Künstlers, oder sie ist die Wiedergabe eines bei dem betreffenden Original unseres Kopfes im Leben vorhanden gewesenen Zustandes; der Künstler könnte für die Anfertigung unseres Kopfes vielleicht ein lebendes Modell benutzt haben, welches zufällig die beschriebene Gesichtsbildung gehabt hat. Untersuchen wir nun einmal, welche von diesen beiden Möglichkeiten wohl die grössere Wahrscheinlichkeit beanspruchen kann.

Die Annahme, dass das auffallend verschiedene Verhalten beider Gesichtshälften durch eine nachlässige Arbeit des Künstlers bedingt sei, will mir nicht recht glaublich erscheinen. Allerdings ist ja weder die Auffassung noch auch die Ausarbeitung des Münchener Kopfes eine besonders künstlerische zu nennen. Der ganze Kopf macht den Eindruck einer mittelmässigen Copie eines Werkes, welches selbst schon weder besonders originell noch genial gedacht war. Allein es genügt diese mittelmässige Auffassung doch noch lange nicht, um dem Künstler eine so nachlässige und stümperhafte Arbeit zumuthen zu dürfen, wie er sie geliefert haben müsste, wenn die verschiedene Beschaffenheit beider Gesichtshälften lediglich nur als Zeichen einer mangelhaften Technik gelten sollte. Die Büste verräth doch in anderen Zügen ein so respectables Können des Künstlers, dass wir nicht zu glauben vermögen, er habe nur aus Nachlässigkeit oder zu geringem Sachverständniss jene auffallende Differenz beider Gesichtshälften geschaffen. Es bleibt hiernach also nur die andere Möglichkeit für die Erklärung übrig, nämlich die, dass unser Künstler bei der Anfertigung des Kopfes ein lebendes

Modell benützt habe, welches jenes verschiedene Verhalten beider
Gesichtshälften besessen habe. Und diese Erklärung hat wirklich
recht viel für sich. Es giebt nämlich in der That einen krankhaften Zustand, welcher eine ähnliche Configuration des Gesichtes hervorruft, wie sie unsere Büste zeigt. Bei der Lähmung
des Nervus facialis sinkt nämlich die Wange der betroffenen
Gesichtshälfte etwas herab, erscheint schlaff und darum leicht
vorgetrieben, und der Mund steht schief, so zwar, dass der
Mundwinkel der betroffenen Seite tiefer liegt, wie der der gesunden Seite. Vergleicht man diese pathologischen Erscheinungen
mit der Beschaffenheit unserer Büste, so muss man eingestehen,
dass dieselbe wirklich höchst auffallend an das Symptomenbild
einer linksseitigen Facialislähmung erinnert. Das Tiefstehen des
linken Mundwinkels und das Herabhängen der linken naso-
labialen Falte, wie es unsere Büste zeigt, sind geradezu charakteristisch für die linksseitige Facialislähmung. Das stärkere
Hervortreten, das scheinbare Geschwollensein der Weichtheile
der linken unteren Gesichtshälfte, wie es unser Homer in so
bemerkenswerther Weise zeigt, findet sich in ähnlicher, wenn
auch vielleicht in nicht ganz so ausgeprägter Weise auch
im Leben bei länger bestehender Facialislähmung. Die linke
Wangengegend macht in Folge dessen bei unserem Homerkopf,
wenigstens für den Arzt, den typischen Eindruck einer Lähmung
des linken Nervus facialis. Und dieser Eindruck wird durch
das Verhalten des linken unteren Augenlides unseres Kopfes
noch vervollständigt. Denn das energische Hervortreten dieses
Lides, seine stärkere Hervorwölbung gegenüber dem entsprechenden rechten Unterlid entspricht auch dem Verhalten
im Leben auf's Beste. Bei veralteter Facialislähmung pflegt ja
das Unterlid stärker herabzusinken, und die Lidhaut tritt in Folge
dessen, wenigstens bei alten Leuten, leicht beutelförmig hervor.

Aus dem Gesagten geht also hervor, dass die eigenartige
Behandlung der linken Gesichtshälfte vortrefflich dem Verhalten
einer Gesichtshälfte entspricht, deren Nervus facialis gelähmt
ist. Nur der ausgesprochene Tiefstand des linken Auges unserer

4*

Büste passt nicht in das Symptomenbild einer derartigen Lähmung. Doch ist derselbe nicht unerklärbar. Einmal giebt es
Menschen, welche eine bemerkbare Differenz in der Höhen-
stellung beider Augen überhaupt zeigen, und es könnte also
wohl der Fall sein, dass der betreffende Künstler eine derartige
individuelle Eigenthümlichkeit seines lebenden Modells plastisch
wiedergegeben hätte. Oder man könnte auch vermuthen, dass
der Künstler das linke Auge lediglich nur deshalb tiefer gestellt
habe, um das gesammte pathologische Verhalten der linken
Gesichtshälfte stärker zu betonen. Ich muss gestehen, dass
gerade diese Vermuthung mir sehr wahrscheinlich und annehmbar erscheint.

Das Schlussresultat unserer bisherigen Untersuchung des
Münchener Homer würde also das sein, dass die fragliche Büste
in höchst typischer Weise die plastische Verkörperung eines
pathologischen Zustandes, nämlich einer linksseitigen Lähmung
des Nervus facialis zur Schau trägt.

Wir kommen nunmehr zu einer anderen interessanten Frage
unserer Untersuchung, nämlich der, warum wohl der Künstler
bei der Anfertigung unserer Homerbüste eine pathologische, das
Gesicht so sehr entstellende Erscheinung, wie die Facialislähmung es ist, plastisch verkörpert habe. Bei der Beantwortung
dieser Frage müssen wir zuvörderst darauf verweisen, dass die
plastische Darstellung körperlicher Gebrechen für die antike
Kunst oder doch wenigstens für die Porträtdarstellung gewisser
Phasen der Plastik durchaus keinen besonderen Bedenken unter-
legen zu haben scheint. Kennen wir doch verschiedene Kunstwerke, welche recht sehr entstellende krankhafte Veränderungen
des Gesichtes mit grösster Naturtreue zur Darstellung gebracht
haben. So erinnere ich z. B. an die einäugige Büste der Münchener Sammlung, welche bekanntlich wegen dieser ihrer Ein-
äugigkeit als Hannibalporträt gedeutet worden ist. Ferner habe
ich in Rom im Palazzo Doria eine antike Porträtbüste gesehen,
bei welcher das rechte Auge eine auffallend nach aussen gerichtete Schielstellung zeigte; diese abnorme Stellung des rechten

Auges fiel um so mehr auf, als bei dem betreffenden Kopf die Regenbogenhaut und Pupille beider Augen sorgfältig wiedergegeben und damit der schielende Blick ganz besonders deutlich zum Ausdruck gebracht worden war. Eine derartige, die körperlichen Gebrechen auf das Genaueste nachahmende Darstellung ist nun bei Porträtbüsten gewiss am Platz. Denn hervorstechende körperliche Abnormitäten drücken der Individualität ihres Besitzers ein so typisches Gepräge auf, dass der Künstler, wollte er die körperlichen Mängel unterdrücken, dies nur unter sehr erheblicher Beeinträchtigung der individuellen Eigenartigkeit seines Modelles im Stande wäre. Da nun aber die antike Kunst seit dem Auftreten von Lysipp's Bruder[1]) auf die Wiedergabe der Individualität ein ganz besonderes Gewicht legte und in diesem ihrem Bestreben immer energischer wurde, so hätte die naturgetreue Wiedergabe auch selbst so entstellender Erscheinungen wie der Facialislähmung an und für sich eigentlich nichts besonders Bemerkenswerthes an sich. Befremdend wirkt eine solche nur, wenn sie an einer Büste sich findet, welche, wie unsere Homerbüste, nicht die Züge einer wirklich existent gewesenen Person festhalten, sondern eine Idealfigur darstellen will. Ist eine Idealfigur von der Legende mit körperlichen Gebrechen ausgestattet und sind diese körperlichen Gebrechen ein der Körperlichkeit dieser Figur fest anhaftender Bestandtheil geworden, so wird der Künstler eine solche Idealfigur ohne die ihr angedichteten Gebrechen ganz gewiss nicht zur Darstellung bringen dürfen. Denn wollte er sie derselben aus ästhetischen Rücksichten entkleiden, so würde sein Werk ästhetisch zwar schöner, aber ganz gewiss weniger charakteristisch werden. Man würde in solchen Fällen das Fehlen des körperlichen Gebrechens als einen wesentlichen Mangel des ganzen Kunstwerkes betrachten, und das mit Recht. Darum verlangen wir, dass die

---

[1]) Lysipp's Bruder hatte es bekanntlich zuerst versucht, von dem Gesicht eine Gipsmaske zu nehmen, und um den individuellen Charakter noch mehr zu steigern, soll er die so gewonnenen Abdrücke sogar noch bemalt haben.

Homerbüsten das Blindsein in unverkennbarer Weise zum Ausdruck bringen, denn die Sage hat einmal den Homer als blind gezeichnet. Und eine Darstellung, welche dies nicht thut, wie z. B. die capitolinischen Homerbüsten 45 und 46, kann auf unseren Beifall bestimmt nicht rechnen. Aber da die Sage wohl einen blinden Homer kennt, aber nichts von einer veralteten Facialislähmung desselben zu erzählen weiss, so ist es eigentlich kaum verständlich, was den Künstler des Münchener Homer dazu getrieben haben kann, seinen Homer mit einer alten, in hohem Grade unschönen Gesichtslähmung auszustatten. Ich kann mir nur denken, dass der Verfertiger unserer Büste als lebendes Modell einen blinden Greis benützt haben dürfte, welcher eine veraltete Facialislähmung besessen hatte, und dass der Künstler, in dem Glauben, diese Lähmung sei ein integrirender Bestandtheil der Blindheit, nun auch die Facialislähmung in möglichster Naturtreue verkörpert habe. Der Wunsch, die Blindheit in seinem Werk möglichst ergreifend zum Ausdruck zu bringen, hat hiernach unseren Künstler also verleitet, seine Arbeit mit einer pathologischen Erscheinung auszustatten, welche mit der Blindheit nichts zu thun hat, von ihm irrthümlich aber für einen wesentlichen Bestandtheil des Blindenausdruckes gehalten wurde.

Man verzeihe mir, wenn ich bei dem Münchener Homer, obwohl derselbe künstlerisch durchaus keine hervorragende Stellung beanspruchen darf, doch etwas länger verweilt habe; aber die Plastik pathologischer Körperveränderungen hat naturgemäss für den Arzt ein ganz besonderes Interesse. Auch in den folgenden Paragraphen werden wir uns mit der Frage: wie hat sich der bildende Künstler bei der Darstellung pathologisch gestalteter Körperorgane zu verhalten? zu beschäftigen haben. Gern würde ich diese so überaus interessante Frage einer auf breitestem ästhetischen Boden ruhenden Untersuchung unterzogen haben. Aber zu einer derartigen Abhandlung dürfte gerade hier nicht der geeignete Ort sein. Hier werden wir uns hauptsächlich nur mit der Frage zu befassen haben, wie der bildende

Künstler bei der plastischen Darstellung der Blindheit sich zu verhalten habe.

§ 11.

Die plastische Darstellung der Blindheit, wie überhaupt die bildliche Darstellung aller Körpergebrechen, ist für den Künstler eine ungemein schwierige Aufgabe. Denn alle pathologischen Veränderungen des Körpers vernichten die Schönheit der von ihnen ergriffenen Theile stets mehr oder weniger, ohne dabei durch irgend ein anderes Moment den von ihnen angerichteten ästhetischen Schaden wieder ausgleichen zu können. Höchstens erwecken sie in uns das Gefühl des Mitleides, und doch ist gerade dieses Gefühl am allerwenigsten geeignet, sich in ästhetische Befriedigung umzusetzen. Dazu kommt noch, dass fast jede pathologische Veränderung eines Körpertheiles dem nicht-medicinischen Beschauer einen unbehaglichen Anblick gewährt und dass dieses Unbehagen bei vielen, ja vielleicht den meisten Laien sich sehr bald zu dem Gefühl des Grauens und Widerwillens zu steigern pflegt. Die künstlerische Darstellung und Ausgestaltung eines Körpergebrechens wird deshalb für den Künstler stets eine sehr schwierige Aufgabe bilden und ohne ein ganz besonders ausgebildetes ästhetisches Tactgefühl wird er dieselbe kaum befriedigend zu lösen vermögen. Dürfen wir kurz unsere Ansichten zu diesem Punkt äussern, so wird der Künstler bei jeder Darstellung eines Körpergebrechens in erster Linie darauf bedacht sein müssen, die pathologische, dem Beschauer unsympathische Veränderung der Körperorgane in möglichst discreter Weise zu behandeln. Er wird sie in der Weise darzustellen haben, dass der Beschauer sie nur ahnt, ohne durch ihre naturgetreue Wiedergabe zu einer vollständigen Kenntnissnahme derselben genöthigt zu sein. Eine streng realistische Behandlung würde gerade hier sehr wenig am Platze sein, denn sie würde dem Beschauer eine genaue Kenntniss von Dingen aufnöthigen, die sein ästhetisches Gefühl beleidigen und die er im Leben ängstlich zu vermeiden trachtet. Die, wenn ich mich dieses

modernen Schlagwortes bedienen darf, impressionistische Darstellung dürfte für die Körpergebrechen die geeignetste sein,
denn der Beschauer begnügt sich in der Wirklichkeit stets nur
mit der alleroberflächlichsten Betrachtung krankhafter Körper-
erscheinungen. Und da diese geringe Kenntniss, welche der
Beschauer von jeder pathologischen Körperveränderung nimmt,
eine absichtliche ist, von ihm in's Werk gesetzt wird, um
sein ästhetisches Gefühl möglichst zu schonen, so muss auch
der Künstler bei der Behandlung seines Werkes diesem Wunsch
des Beschauers unbedingt Rechnung tragen und das körperliche
Gebrechen mehr andeuten als wirklich darstellen. Dazu kommt
noch, dass ein jedes Körpergebrechen, sowie eine jede pathologische Veränderung der normalen körperlichen Verhältnisse
an und für sich niemals einen geeigneten Vorwurf für eine künstlerische Darstellung abzugeben vermag, denn eine jede pathologische Abänderung der normalen körperlichen Formen und
Verhältnisse schädigt den harmonischen Aufbau des Körpers
und damit seinen Schönheitswerth stets in solchem Grade, dass
sie unbedingt einen unserer ästhetischen Befriedigung feindlichen
Charakter trägt. Deswegen kann die krankhafte Veränderung
der Körperformen niemals an und für sich ein geeignetes Object
eines Kunstwerkes bilden; wohl aber können dies die begleitenden
Umstände, unter denen sich die krankhaften Erscheinungen ab-
spielen. Die christliche Kunst mit ihren an Martyrien so
reichen Stoffen ist der beste Beweis dafür. Aber alle derartigen Stoffe können nur dann in wirklich künstlerischer Form
zur Darstellung gelangen, wenn die krankhafte Entstellung des
Körpers selbst nur andeutungsweise behandelt wird oder der
Künstler es zugleich versteht, durch andere Figuren und Vorgänge das ästhetische Bedürfniss des Beschauers voll und ganz
zu befriedigen. Und die grossen Meister haben es trefflich
verstanden, die quälendsten pathologischen Körperveränderungen
in der genannten Weise zur Darstellung zu bringen. Ich erinnere
z. B. an den heiligen Sebastian Guido Reni's im Vatican. Der
Vorgang, der hier von dem genialen Pinsel Guido Reni's verewigt

und zu einem Kunstwerke ersten Ranges gestempelt worden ist, kann an und für sich doch gewiss nichts weniger als ein ästhetischer genannt werden. Ein von Pfeilen zerrissener, blutender, im Schmerz sich windender und zuckender Körper, würde, in all' seiner grausigen Naturwahrheit dargestellt, statt unsere ästhetische Befriedigung unser grösstes ästhetisches Missvergnügen erregen. In weiser Erkenntniss dieser Thatsache hat Guido Reni jede pathologische Entstellung der harmonischen Formenschönheit des Jünglingskörpers völlig vermieden. Das Grausige des Vorganges ist so discret behandelt, dass ihm der Charakter des Grauens vollkommen benommen worden ist. Wohl sehen wir in dem blühenden Leibe des Jünglings die tödtlichen Pfeile stecken, aber die qualvolle Reaction, mit welcher der Körper auf das Eindringen der verderblichen Pfeile naturgemäss antwortet, ist von Guido Reni vollkommen unterdrückt. Anstatt der entsetzlichen Reaction des Körpers hat er die verklärende Reaction dargestellt, mit welcher der entzückte Geist des Märtyrers auf die Qualen des Körpers antwortet. Und weil dies geschehen ist, weil es dem Beschauer trotz des Grausigen der Situation doch erspart geblieben ist, die pathologischen Entstellungen eines schönen Körpers schauen zu müssen, wird unser ästhetisches Gefühl in vollendetster Weise befriedigt. Und, um mich noch eines berühmten Beispieles zu bedienen, in welch' zarter, unser ästhetisches Gefühl schonender Weise hat Rafael in seiner Transfiguration die doch wahrlich einer künstlerischen Darstellung so sehr widerstrebenden krampfhaften Zuckungen eines Besessenen behandelt. Sowohl der Gesichtsausdruck, wie die Haltung der Glieder des kranken Knaben deuten den Zustand zwar an, sind aber weit davon entfernt, das ganze grausige Krankheitsbild eines solchen Kranken vor uns aufzuthun.

Kehren wir nun zu unserem speciellen Thema zurück und fragen, wie der Künstler bei der Darstellung der Blindheit sich zu verhalten habe, was er von den körperlichen Zügen des Blindseins in seinem Werk beibehalten soll, und was er besser

unterdrückt, so werden wir zur Beantwortung dieser für unser
Thema so wichtigen Frage vor allem eine kurze Analyse der
dem Blindsein eigenartigen körperlichen Veränderungen be-
nöthigen.

§ 12.

**In welcher Weise wird die Blindheit durch das Verhalten
des Körpers zum Ausdruck gebracht?** Zuvörderst müssen wir
bemerken, dass ein einheitlicher, für die Blindheit schlechthin
charakteristischer Veränderungs- resp. Ausdruckstypus der Augen
und des Gesichtes überhaupt nicht existirt, derselbe vielmehr
je nach der Erblindungsursache ein anderer ist. Damit soll nun
aber keineswegs gesagt sein, dass eine jede der überaus zahlreichen Erblindungsmöglichkeiten auch durch einen besonderen,
nur für sie maassgebenden Gesichtsausdruck gekennzeichnet
werde. Im Allgemeinen darf man sagen, dass die verschiedensten
Erblindungsformen den Gesichtsausdruck in dreifacher Weise
beeinflussen und zwar folgendermaassen:

Alle diejenigen Erblindungsformen, welche durch
eine Erkrankung der Licht empfindenden resp. leiten-
den Organe hervorgerufen werden, zeichnen sich dadurch aus,
dass das Haupt leicht gehoben und das Gesicht nach oben gedreht wird. Die Brauen werden deutlich nach oben gezogen und
dadurch die oberhalb derselben gelegene Stirnhaut gerunzelt, und
zwar verlaufen die Runzeln in Form mehr oder minder gewölbter
Bogen vom nasalen Brauende zur Schläfe. Das obere Lid wird
etwas gehoben, und die Lidspalte erscheint dadurch ein wenig
grösser wie gewöhnlich. Die Pupille kann dabei entweder eine
höchst ausgesprochene Vergrösserung oder eine Verengung aufzuweisen haben. Die genetischen Verhältnisse der Erblindung
sind für die Beschaffenheit der Pupillen maassgebend. Die
Convergenz der Augenachsen ist verschwunden, und die Augen
stehen sogar divergent. Der Blick gewinnt durch eine derartige
divergente Stellung etwas auffallend leeres, inhaltloses. Und
da ferner die Hebung und Drehung des Kopfes sammt dem
Gesicht sich selbst bei leichter Krümmung der Wirbelsäule nur

schwer und unbequem durchführen lässt, so pflegen die betreffenden Blinden eine auffallend gerade Körperhaltung zu haben. Man sieht, dass bei dem geschilderten Ausdruckstypus von einer unschönen Entstellung der Augäpfel selbst nichts zu bemerken ist. Der soeben dargelegte Ausdruckstypus wird dadurch erzeugt, dass die betreffenden Blinden instinctiv eine möglichst grosse Erregung ihrer erkrankten Sehnerven und Netzhäute anstreben, da durch eine solche unter Umständen wenigstens noch eine schwache Lichtempfindung bei ihnen sich einstellt. Sie suchen also mit gehobenem Haupt die Quelle des Lichtes, das von oben auf die Erde fluthende Sonnenlicht. Sie können dies um so eher thun, da ihre bewegungslosen Pupillen durch den mächtigen in's Auge dringenden Lichtstrom zu einer Verengerung nicht mehr angeregt werden.

Ein dauernder Lidschluss gehört nicht zu den charakteristischen Zeichen dieser Erblindungsform.

Alle diejenigen Erblindungsformen, welche aus einer Erkrankung der vorderen Augapfelhälfte, speciell der Hornhaut und Linse hervorgehen, zeigen, wenigstens so lange noch eine Spur von Lichtempfindung vorhanden ist, gerade das Gegentheil des soeben geschilderten Ausdruckes. Das Haupt wird leicht gesenkt und das Gesicht nach unten gedreht. Das obere Lid ist gleichfalls leicht gesenkt. Die Brauen werden stark nach unten gezogen, sodass die Brauenköpfe sich über die Augäpfel wulstförmig vorstülpen. Die über der Nase zwischen den Brauen gelegene Stirnhaut wird in senkrecht verlaufende Falten gelegt. Der ganze Gesichtsausdruck gewinnt dadurch etwas ausgesprochen Finsteres, Mürrisches. Die Hornhaut ist oft, falls sie nicht noch anderweitige Veränderungen zeigt, ihres spiegelnden Glanzes mehr oder minder beraubt und grau verfärbt. Eine Entstellung des Augapfels ist bei diesen Erblindungsformen nichts Seltenes; häufig genug fällt eine merkliche Verkleinerung der Augäpfel auf. Auch das gegentheilige Verhalten, d. h. eine unnatürliche Vergrösserung der Augen, kann in Erscheinung treten. Die Augenachsen stehen, wie überhaupt bei allen lange bestehenden

Erblindungen, divergent, doch wird sich der Beschauer dieser Thatsache weniger bewusst, da der Blinde durch die Senkung des Kopfes und die starke Herabzerrung der Brauen den Anblick seiner Augen erschwert. Der Grund für den beschriebenen Ausdruckstypus liegt in dem Umstand, dass die betreffenden Blinden durch die Senkung des Kopfes, wie durch die Herabziehung der Brauen das Auge stark beschatten; hierdurch wird die Pupille erweitert und eine grössere Lichtfülle dem Augeninneren zugeführt. Uebrigens pflegen derartige Blinde die Lider keineswegs dauernd geschlossen zu halten.

Alle diejenigen Erblindungsformen, welche durch irgend eine Erkrankong zu einer starken Verschrumpfung oder zu einer abnormen Vergrösserung der Augäpfel geführt haben, geben, sobald sie bei dem Kranken jede Spur eines Lichtscheines völlig oder doch so gut wie völlig ausgelöscht haben, zu der Ausbildung eines charakteristischen Gesichtsausdruckes überhaupt keine Veranlassung mehr. Für derartige Blinde ist die Kopfhaltung sowohl wie die Brauenstellung völlig gleichgültig; sie können ihnen auch nicht den geringsten optischen Vortheil mehr bieten. Die Kranken drehen deshalb das Gesicht nach vorn. Die Faltenbildung des Gesichtes pflegt meist eine wenig entwickelte zu sein. Denn die Entstehung der Gesichtsfalten steht gerade zu dem Sehvermögen in engster Beziehung. Die durch das Schauen der uns umgebenden Gegenstände in uns bedingten Empfindungen werden stets von Innervationen dieses oder jenes Gesichtsmuskels und dementsprechende Faltungen der Gesichtshaut begleitet. Entfällt nun das Sehvermögen, so verschwindet auch der Anstoss zu der Faltenbildung des Gesichtes zum grossen Theil. Deshalb pflegen derartige Blinde, vornehmlich wenn sie in der Jugend das Augenlicht verloren haben, ihre Gespräche mit einem viel weniger lebhaften Mienenspiel wie der Sehende zu begleiten. Man kann deshalb sagen, dass derartige Blinde ein auffallend ausdrucksloses Gesicht haben. Entstellungen der Augäpfel sind bei diesen Erblindungsformen stets vorhanden, dagegen ist ein dauernder Schluss der Lider auch bei diesen Erblindungsformen nicht die Regel. Wir haben also bei allen drei Ausdrucksformen gefunden, dass ein vollständiger Lidschluss keineswegs als ein nothwendiger oder besonders häufiger Zug irgend welcher Erblindungsform gelten kann. Wir bemerken dies deshalb ganz ausdrücklich, weil gerade bei Darstellung von Blinden der Künstler gar nicht selten die Augen geschlossen bildet; so erinnere ich an das bekannte Bild von Piglhein, welches seiner Zeit auf der Berliner Ausstellung so berechtigtes Aufsehen erregt hat. Eine derartige Bildung der Augen kann eigentlich nicht für eine thatsächliche Darstellung des Blindseins gelten, ist vielmehr nichts weiter als eine, wenn ich so sagen darf, allegorische Umschreibung desselben.

Nach dem soeben Gesagten kann darüber kein Zweifel herrschen, dass der Gesichtsausdruck des Blindseins kein für alle Erblindungsformen einheitlicher ist, vielmehr durch die Art und den Grad der Erblindung ein charakteristisches Gepräge erhält. Wesentlich anders gestaltet sich dagegen das allgemeine Verhalten des Körpers des Blinden. In der Haltung des Rumpfes sowohl, wie in der Bewegung und Stellung der Extremitäten machen sich bei allen Blinden, ganz gleich durch welche Art von Erkrankung das Augenlicht verloren gegangen ist, ziemlich dieselben charakteristischen Eigenthümlichkeiten geltend. Die ganze Körperhaltung des Blinden hat etwas Unsicheres und in Folge dessen Schlaffes und Unzweckmässiges. Da sich der Blinde seiner Umgebung mit all' ihren schnell wechselnden Aenderungen nicht bewusst ist, so vermag er seine Körperhaltung natürlich auch nicht mit seiner Umgebung in Einklang zu bringen, und dadurch gewinnt dieselbe etwas Unsicheres. Die Arme und Hände hält der Blinde bei Ortsveränderungen vor sich hin gestreckt, theils um sich zu schützen, theils auch um sich tastend über seine Umgebung zu unterrichten. Die unteren Extremitäten pflegen bei jedem Schritt stärker wie gewöhnlich gehoben zu werden, um allen Hindernissen des Bodens auszuweichen; auch hat die Bewegung der Beine etwas auffallend Vorsichtiges und Zögerndes.

§ 13.

Welche Züge der Blindheit darf der bildende Künstler
in seinem Werk zum Ausdruck bringen und in welcher Weise
soll er dies thun? Fällt nun dem Künstler die Aufgabe
zu, einen Blinden darzustellen, so wird er natürlich gehalten
sein, die soeben von uns geschilderten charakteristischen Züge
des Blindseins in sein Werk aufzunehmen; aber er wird durchaus nicht verpflichtet sein, alle Eigenartigkeiten der Blindheit
in seiner Arbeit in gleicher Weise zu berücksichtigen. Wollte
er dies in Wirklichkeit thun, so würde er nicht ein Kunstwerk
schaffen, welches unser ästhetisches Gefühl befriedigte, sondern
er würde ein Werk vollenden, welches allenfalls die Zwecke
eines anatomischen Museums erfüllte und für den medicinischen
Unterricht, aber nicht für die Befriedigung unserer ästhetischen
Ansprüche von Bedeutung wäre. Der Künstler muss, wie wir
dies schon vorhin angedeutet haben, darauf bedacht sein, alle
diejenigen Momente des Blindseins, welche das ästhetische
Gefühl des Beschauers unangenehm oder gar abstossend be-
rühren, aus seinem Werk zu entfernen und die Blindheit nur
durch solche Züge andeuten, welche den Beschauer auf das
Bestehen des körperlichen Gebrechens zwar zwingend hinweisen,
aber unter vollster Schonung seines ästhetischen Gefühles. Er
wird auf diese Weise ein Werk schaffen, welches dem darzu-
stellenden Körpergebrechen zwar ähnlich ist, aber die abstossen-
den und widerlichen thatsächlichen Erscheinungsformen desselben
nicht zeigt. Und ein solches Werk erfüllt die Anforderungen,
die wir an ein Kunstwerk stellen, denn „eine künstlerische
Nachbildung," so sagt bereits Plutarch,[1] „kann Beifall finden,
wenn sie bei einem schlechten wie bei einem guten Gegenstand
die Aehnlichkeit erreicht." Mögen wir den Anblick von erblindeten, durch schwere Erkrankung entstellten und abstossend
aussehenden Augen in der Wirklichkeit auch fliehen, so werden

---

[1] Plutarchi Chaeronensis Moralia recognovit Bernardakis. Vol. I.
Leipzig 1883. Πῶς δεῖ τὸν νέον ποιημάτων ἀκούειν, p. 41, 3, 35.

wir doch die Darstellung der Blindheit erträglich finden und sie
mit Befriedigung betrachten, wenn sie das Widerliche der
pathologischen Veränderung in gemilderter Form zeigt. „Denn
wir fliehen zwar," wie wiederum Plutarch[1]) sehr treffend bemerkt,
„einen kranken und wunden Menschen als einen widerlichen
Anblick, aber den Philoctet des Aristophon (Maler) und die
Jocaste des Silanio (berühmter Bildhauer des Alterthums), die
wie Zehrende und Sterbende dargestellt sind, erblicken wir mit
Vergnügen." (καὶ νοσῶδη μὲν ἄνθρωπον καὶ ὕπουλον ὡς ἀτερπὲς
θέαμα φεύγομεν, τὸν δ' Ἀριστοφῶντος Φιλοκτήτην καὶ τὴν Σιλανίωνος
Ἰοκάστην ὁμοίως φθίνουσι καὶ ἀποθνήσκουσι πεποιημένους ὁρῶντες
χαίρομεν.)

Welche von den charakteristischen Erscheinungsformen der
Blindheit der Künstler in seinem Werke besonders zu berücksichtigen habe, wird ihm zum Theil durch den Stoff seiner Darstellung vorgeschrieben sein. Handelt es sich um die Darstellung eines Blinden in ganzer Person, so wird der Künstler
die in dem Gesicht zum Ausdruck gelangenden Züge der Blindheit weniger ängstlich zu berücksichtigen nöthig haben, denn
durch die Wiedergabe der Körperhaltung wird er schon den
charakteristischen Eindruck eines Blinden in überzeugendster
Weise hervorrufen können. So hat z. B. Piglhein in dem von
uns vorhin schon genannten Bilde die Blindheit hauptsächlich
durch die Haltung des Körpers und der Arme in meisterhafter
Weise dargestellt, während in dem Gesicht das Blindsein hauptsächlich nur durch Schluss der Augen, also in mehr allegorischer
Weise, zum Ausdruck gelangt ist. Handelt es sich dagegen nur
um die Wiedergabe des Kopfes, wie dies bei unseren Homerbüsten der Fall ist, so wird der Künstler natürlich auf die
Wiedergabe der im Gesicht in Erscheinung tretenden Erblindungszeichen ein viel grösseres Gewicht legen müssen. Hier
wird es hauptsächlich darauf ankommen, die in den Falten-
bildungen der Gesichtshaut, sowie in der Haltung des Gesichtes

[1]) A. a. O., p. 41, C. 20.

und Kopfes zu Tage tretenden Blindheitserscheinungen zur Darstellung zu bringen, während die eigentlichen Träger der Blindheit, die Augäpfel, in sehr vorsichtiger Weise behandelt werden
müssen, damit das Abschreckende ihrer krankhaften Veränderung
nicht dem Beschauer in störender Weise zum Bewusstsein komme.
Vor allem wird der Künstler auf die Wiedergabe der krankhaften
Vergrösserung des Augapfels unbedingt zu verzichten haben,
während dagegen die Verkleinerung des Auges, vorausgesetzt
dass sie in gemässigter Weise angedeutet wird, zur Wiedergabe
des Blindseins mit Vortheil vom Künstler wird benützt werden
können. Und eine derartige Behandlung zeigen alle unsere
Homerköpfe; in allen sind gerade die Augäpfel in ungemein
schonender Weise gearbeitet. Der augenärztliche Fachmann
mag allenfalls die verheerenden Krankheitserscheinungen, welche
die Blindheit erzeugt haben, aus der Darstellungsweise der
Augen des farnesischen, des capitolinischen oder des Homer
der Galleria Doria ahnen, der Laie wird aber durch besonders
hervorstechende pathologische Erscheinungen der Augen in
keiner Weise belästigt. Nur die Kleinheit der Augäpfel und
ihre Lagerungsverhältnisse weisen darauf hin, dass in den Augen
eine krankhafte Veränderung vorgegangen sein muss; und auch
diese Andeutung der pathologischen Vorgänge ist eine so discrete, dass sie der Beschauer kaum in bewusster Weise empfindet; er ahnt mehr, dass die Darstellungsweise der Augäpfel
nicht den normalen Verhältnissen entspreche, als er diese ihre
Abweichung wirklich als solche erkennt.

In kräftigster Weise sind dafür alle diejenigen Erblindungszeichen vom Künstler ausgearbeitet, welche sich in den anderen
Gesichtstheilen aussprechen; ja man darf wohl sagen, dass bei
einigen unserer Homerköpfe nach dieser Richtung hin vielleicht
sogar des Guten etwas zu viel gethan ist, so z. B. beim Homer
in Neapel, beim capitolinischen Kopf. Alle unsere Homerköpfe
zeigen aber in der Behandlung der Faltenbildung des Gesichtes
genau denselben Charakter. Bei allen sind die Brauen stark
nach unten gezogen und beschatten die Augen in auffallender

Weise; dementsprechend sind die verticalen Stirnfalten sehr
energisch ausgebildet. In besonders deutlicher Weise macht
sich dies beim farnesischen Homer bemerkbar, ebenso bei dem
Kopf in Schwerin, im Brit. Museum. Wir hatten vorhin (Seite 59)
darauf aufmerksam gemacht, dass dieser Zug charakteristisch
sei für diejenigen Erblindungsformen, welche in dem vorderen
Abschnitt des Augapfels (also bei Erkrankungen der Schleim-
haut, der Hornhaut, der Linse) sich abgespielt haben. Die Behandlung der Augäpfel unserer Köpfe steht mit dieser Thatsache durchaus im Einklang, denn gerade Erkrankungen der
genannten Theile des Auges können leicht zu einer Verkleinerung des Augapfels führen. So würde also die Wiedergabe der Augäpfel, die Haltung der Brauen, sowie die Faltenbildung der Stirn bei unseren Homerköpfen in bester Ueberein-
stimmung sich befinden, ja in so vortrefflicher, dass der augenärztliche Fachmann aus ihrer Combination sogar einen vorsichtigen
Rückschluss auf die Form der zur Darstellung gelangten Blindheit ziehen darf. Mit der genannten Bildung der Brauen und
Augäpfel steht dagegen bei einzelnen Homerköpfen die gehobene
Haltung des Kopfes in so auffallendem Widerspruch, dass wir
bei dieser Erscheinung noch etwas verweilen müssen.

§ 14.

Die **gehobene Haltung des Kopfes** des capitolinischen
Homer (Nummer 44 des officiellen Kataloges), sowie des
Homer der Galleria Doria ist schon von Archäologen des
Oefteren zum Gegenstand der Betrachtung gemacht worden,
doch hat man sich darüber nicht einigen können, ob mit dieser
Kopfhaltung die Entzückung des begeisterten Dichters, dessen
Auge den Himmel sucht, charakterisirt werden soll, oder ob der
Künstler mit ihr die Blindheit stärker markiren wollte. Eine
Erklärung der genannten Kopfhaltung ist nun vom augenärzt-
lichen Standpunkt aus sehr leicht zu geben. Vor Allem müssen
wir uns daran erinnern, was wir bereits früher (Seite 58) über
die Beziehungen zwischen der Hebung des Kopfes und der

Blindheitsform gesagt haben. Wir haben dort bemerkt, dass nur solche Erblindungsformen zu einer Drehung des Gesichtes, resp. des Kopfes nach oben Veranlassung geben, welche sich in den lichtempfindlichen resp. lichtleitenden Organen des Auges, also Netzhaut und Sehnerven, localisiren. Zugleich haben wir damals gesagt, dass bei derartigen Erblindungsformen niemals die Brauen beschattend über das Auge herabgezogen, dass sie vielmehr im Gegentheil gehoben werden, wodurch bogenförmige Falten der Stirn entstehen. Dabei ist der Augapfel niemals in seiner Form gestört. Wir sehen also, die mit Hebung und Drehung des Kopfes nach oben einhergehenden Erblindungsformen haben keinen einzigen von den Zügen des Gesichtes und der Augen, welche der capitolinische und der Homer Doria zeigen. Mithin kann die Hebung des Kopfes bei den genannten beiden Homerbüsten vom Künstler auch nicht gewählt worden sein, um die Blindheit energischer hervorzuheben, sondern sie kann nur auf den Geisteszustand des begeisterten Dichters gemünzt sein. In der Entzückung wird der Kopf gehoben und das Gesicht gen Himmel gekehrt, genau so wie es die in Rede stehenden Homerbüsten eben zeigen. Uebrigens hat der Künstler auch in der Behandlung der Stirnfalten gezeigt, dass die Drehung des Gesichtes nach oben nur auf die Begeisterung des Dichters zu beziehen sei. Allerdings sind ja die Brauen auch bei diesen beiden Köpfen in sehr energischer Weise beschattend über die Augäpfel herabgezogen, wie man dies aus der Beschaffenheit der Brauenköpfe und den tiefen Verticalfalten der Stirn sehen kann; aber das Schläfeende der Brauen lässt dagegen eine auffallende Hebung mit excessiver Bogenform der Stirnfalten erkennen. Die Brauen zeigen hiernach also in ihrer inneren nasalen Hälfte jene Senkung, wie sie behufs Beschattung der Augen hervorgerufen wird, während die Schläfehälfte gerade das gegentheilige Verhalten, nämlich eine Hebung, aufweist. Auf unserem Titelbild wird man sich von der geschilderten Beschaffenheit der Brauen ohne Weiteres überzeugen können. Diese für den ersten Augenblick vielleicht unverständliche Mischung

von Hebung und Senkung der Brauen wird verständlich, sobald
wir die auffallende Kleinheit und Tiefstellung der Augäpfel
berücksichtigen. Der Künstler hat mit dieser Behandlung der
Augäpfel, darüber kann kein Zweifel bestehen, gerade jene
Blindheitsform zeichnen wollen, welche aus Erkrankung der
vorderen Augapfelabschnitte hervorgeht und mit Senkung der
Brauen oft verknüpft ist. Stellen wir uns nun vor, dass ein
mit dieser Erblindungsform behafteter Mensch in geistiger Entzückung zum Himmel blickt, so wird er die den Augapfel
schützende und beschattende Senkung der Brauen so viel wie
möglich beizubehalten trachten, und da der Brauenkopf weitaus
den meisten Schutz gewährt, so wird er die Herabziehung gerade
dieser Brauenpartie unbedingt beibehalten und die beim Blick
nach oben nothwendige Hebung der Braue nur mit dem Schläfetheil derselben auszuführen streben. Es wird also eine Mischung
von Senkung und Hebung der Braue statthaben, genau so, wie
sie die in Rede stehenden beiden Homerköpfe zeigen. Wir
sind daher der Ueberzeugung, dass die Hebung des Kopfes und
Gesichtes bei unseren Homerbüsten mit der Wiedergabe der
Blindheit garnichts zu thun hat, vielmehr lediglich nur auf den
geistigen Erregungszustand des entzückten Dichters hinweisen
soll. Dabei hat der Künstler versucht, die für die dargestellte
Erblindungsform charakteristische Stellung der Brauen und Stirnhaut dem zum Himmel gehobenen Blicke anzupassen, und da
für die vom Künstler gewählte Blindheitsform die Herabziehung
der Brauen charakteristisch ist, so hat er diese Brauenstellung
im Brauenkopf ausgedrückt und die Hebung der Brauen und
Stirnhaut in die Schläfehälfte der Braue verlegt.

So zeigt also gerade die Gestaltung der Stirnfalten und
der Brauenform, wie fein der Künstler den Gesichtsausdruck
eines Blinden studirt haben muss, welcher mit gehobenem Gesicht nach oben schaut.

Mit dem bisher Gesagten wäre unsere Untersuchung eigentlich beendet; doch möge es uns gestattet sein, noch einige Bemerkungen über die Genese der Erblindungsformen anzufügen,

welche unsere Homerköpfe zeigen. Allerdings sind diese Bemerkungen lediglich medicinischer Natur und bezwecken weiter
nichts, als sich vermuthungsweise zu äussern über

§ 15.

**Die Krankheitsform, aus welcher die bei unseren Homer-
köpfen dargestellte Erblindungsform hervorgegangen sein
kann.** Die Erörterung dieses Punktes kann auf die Beurtheilung der antiken Homerköpfe resp. auf die Schätzung ihres
Kunstwerthes absolut keinen Einfluss haben, und da die ein-
schlägigen Bemerkungen noch überdies den Charakter einer
vermuthungsweisen Aeusserung nicht verleugnen können, so
wäre es vielleicht am Gerathensten gewesen, besagten Punkt
überhaupt auf sich beruhen zu lassen. Wenn ich mich doch zu
einer kurzen Besprechung desselben entschlossen habe, so
geschah dies nur, weil ich in der archäologischen Literatur hier
und da Betrachtungen über Form und Entstehungszeit der in
den Homerbüsten dargestellten Blindheit gefunden habe. So
glaubt z. B. Braun[1]) aus den antiken Homerköpfen, und zwar
besonders aus dem capitolinischen (Nummer 44 des officiellen
Kataloges) ersehen zu können, dass die in ihnen zum Ausdruck
kommende Blindheit nicht in der Jugend erworben sein könne,
und Arndt[2]) geht sogar noch weiter, indem er behauptet, der
Homerkopf in Sanssouci zeige eine Blindheitsform, welche nur
durch eine dem Alter eigenthümliche Augenerkrankung entstanden sein könne. Darf ich mich zu dem besagten Punkt
vom augenärztlichen Standpunkt kurz äussern, so muss ich
zuvörderst einräumen, dass man aus der plastischen Darstellung
der Blindheit bei unseren Köpfen selbst ein fachmännisch be-
gründetes Urtheil über die Erkrankung, aus welcher diese Blindheit

---

[1]) Braun. Die Ruinen und Museen Roms. Braunschweig 1854,
p 176.
[2]) Arndt. Das Bildniss des Homer in Sanssouci. Griechische
und römische Porträts. München 1891. Erste Lieferung.

hervorgegangen sein dürfte, sehr wohl fällen darf, wenn dasselbe auch den Charakter der hypothetischen Vermuthung nicht wird ganz abstreifen können. Voraussichtlich haben die Künstler bei der Verfertigung der Idealköpfe des Homer behufs möglichst charakteristischer Wiedergabe des Blindseins sich lebender Blinder als Modell bedient. Und indem sie nun in ihrem Werk die bei ihrem lebenden Modell beobachteten Veränderungen wiedergegeben haben, haben sie dem Arzt einen Rückschluss auf die Form der Erblindung jener Modelle ermöglicht.

Zuerst sei bemerkt, dass die von Arndt geäusserte Vermuthung, die auf den Homerköpfen zum Ausdruck gebrachte Erblindungsform sei ein Altersproduct, durchaus unhaltbar ist. Denn die durch das Alter bedingten Erblindungen sind meist Staarformen, sei es grauer, grüner, allenfalls auch noch schwarzer Staar (Cataracta senilis, Glaukom, Atrophia nervi optici), und keine dieser Erkrankungen führt zu einer so ausgesprochenen Verkleinerung der Augäpfel, wie sie die Köpfe in Rom, Neapel, Schwerin, Sanssouci so typisch zeigen. Unsere Homerköpfe, soweit sie überhaupt die Darstellung der Erblindung so detaillirt aufweisen, dass ein ärztlicher Schluss gestattet ist, zeigen sämmtlich eine Erblindungsform, welche durch eine umfassende Entzündung der Augen hervorgerufen sein muss und durch die von uns Seite 59 geschilderten Symptome wiedergegeben wird. Derartige, den Augapfel mehr oder weniger zum Schrumpfen bringende Erkrankungen können in allen Lebensaltern auftreten; das früheste Kindesalter mit seiner eitrigen Entzündung der Neugeborenen, die scrofulöse Hornhautentzündung der ersten drei Lebenslustren, die infectiösen Schleimhauterkrankungen der späteren Lebensalter (die sogenannte ägyptische Augenerkrankung), sie alle können eine Blindheit erzeugen, die bei verkleinertem Augapfel sich in ähnlicher Weise dem Beschauer vorstellt, wie sie der Kopf des Museums in Neapel, des Capitols, der Galleria Doria zeigen. Wir sehen also, aus der Darstellung der Blindheit allein können wir bei unseren Homerköpfen auch selbst nicht einmal vermuthungs-

weise schliessen, in welchem Lebensalter wohl die bei ihnen
zum Ausdruck gebrachte Erblindungsform entstanden sein könne.
Es ist ja gewiss ganz glaubhaft, dass ein Dichter, welcher das
Leben mit so glühenden Farben schildert wie Homer, nicht in
der Jugend erblindet sein könne. Er muss erst das Leben mit
all seinen Verhältnissen aus eigenster Anschauung kennen gelernt
haben, ehe er es treu und packend zu malen vermag; aber das
ist nichts wie eine reflective Betrachtung, und wenn Arndt und
Braun glauben, für diese Vorstellung in dem anatomischen Verhalten der Homerbüsten eine verlässliche Unterlage gefunden
zu haben, so sind sie vollkommen im Irrthum. Der farnesische
Homer könnte genau so wie der capitolinische, der Londoner,
der der Galleria Doria und der in Schwerin sowohl als zartestes
Kind an Augenentzündung der Neugeborenen wie im späten
Alter an ägyptischer Augenerkrankung erblindet sein. In beiden
Fällen würde der schliessliche Effect, der Blindheitstypus, genau
der nämliche sein, wie er bei jenen Köpfen wiedergegeben ist.

Nach meiner subjectiven Ansicht deutet die bei unseren
Homerköpfen dargestellte Erblindungsform auf eine voran-
gegangene schwere infectiöse Schleimhauterkrankung der Augen,
und zwar auf die im Volksmund als ägyptische Augenerkrankung
bekannte, wie sie gerade im Süden so häufig vorkommen und so
häufig zur Blindheit führen. Und es ist wohl auch wahrscheinlich, dass der antike Künstler, wenn er ein lebendes Blindenmodell
für sein Werk bedurfte, einen von den zahlreichen Blinden
gewählt haben wird, welche in Italien, in Griechenland, auf den
Mittelmeer-Inseln und im Orient vorhanden sind und die Zeichen
des Blindseins in so charakteristischer Weise zur Schau tragen,
wie es gerade die durch infectiöse Schleimhauterkrankung der
Augen erblindete Individuen zu thun pflegen. Das ist aber
auch Alles, was der Augenarzt über diesen Punkt zu äussern in
der Lage ist.

www.ingramcontent.com/pod-product-compliance
Lightning Source LLC
Chambersburg PA
CBHW022151020726
47496CB00008B/2660